惊人的
身体自愈力

[日]矢上真理惠——著 [日]矢上裕——审定

刘紫剑——译 孟庆华——审校

2
快速恢复身体的
轻松与活力

人民邮电出版社
北 京

图书在版编目（CIP）数据

惊人的身体自愈力. 2, 快速恢复身体的轻松与活力 /
(日) 矢上真理惠著；刘紫剑译. -- 北京 : 人民邮电出
版社, 2025. -- (健康·家庭·新生活). -- ISBN 978
-7-115-65711-4

Ⅰ. R161

中国国家版本馆 CIP 数据核字第 2024BU6853 号

版 权 声 明

免 责 声 明

本书内容旨在为大众提供有用的信息。所有材料（包括文本、图形和图像）仅供参考，不能用于对特定疾病或症状的医疗诊断、建议或治疗。所有读者在针对任何一般性或特定的健康问题开始某项锻炼之前，均应向专业的医疗保健机构或医生进行咨询。作者和出版商都已尽可能确保本书技术上的准确性以及合理性，且并不特别推荐任何治疗方法、方案、建议或本书中的其他信息，并特别声明，不会承担由于使用本出版物中的材料而遭受的任何损伤所直接或间接产生的与个人或团体相关的一切责任、损失或风险。

内 容 提 要

在当前社会，人们普遍面临工作压力大、身体不适和健康问题的困扰。本书通过介绍自我身体疗愈的方法，帮助读者缓解疼痛、舒缓肌肉紧张、促进深度睡眠等。

本书主要内容包括自我身体疗愈的原理、解决身体各种不适的自我身体疗愈的方法、实施自我身体疗愈的4个课程，以及关于自我身体疗愈的实用问答。通过阅读本书，读者可以学习到针对不同健康问题的自我身体疗愈的方法，从而改善身体状况，提升健康水平。本书所介绍的自我身体疗愈方法简单易行、效果明显，适合各个年龄段的人群。

- ◆ 著　　　　[日] 矢上真理惠
  译　　　　刘紫剑
  责任编辑　刘日红
  责任印制　彭志环
- ◆ 人民邮电出版社出版发行　　北京市丰台区成寿寺路 11 号
  邮编　100164　　电子邮件　315@ptpress.com.cn
  网址　https://www.ptpress.com.cn
  北京瑞禾彩色印刷有限公司印刷
- ◆ 开本：880×1230　1/32
  印张：4.5　　　　　　　　　　2025 年 5 月第 1 版
  字数：94 千字　　　　　　　　2025 年 5 月北京第 1 次印刷

著作权合同登记号　图字：01-2024-4632 号

定价：42.00 元
读者服务热线：(010)81055296　印装质量热线：(010)81055316
反盗版热线：(010)81055315

只需 3 分钟的"放松",就迎来了改变我人生的契机。

过去我总是太过拼命工作，导致身体僵硬又冰冷。

疼痛和不适让我无法正常工作。

幸好"自我身体疗愈"拯救了我。

我相信你也一定可以通过自我身体疗愈来改变自己！

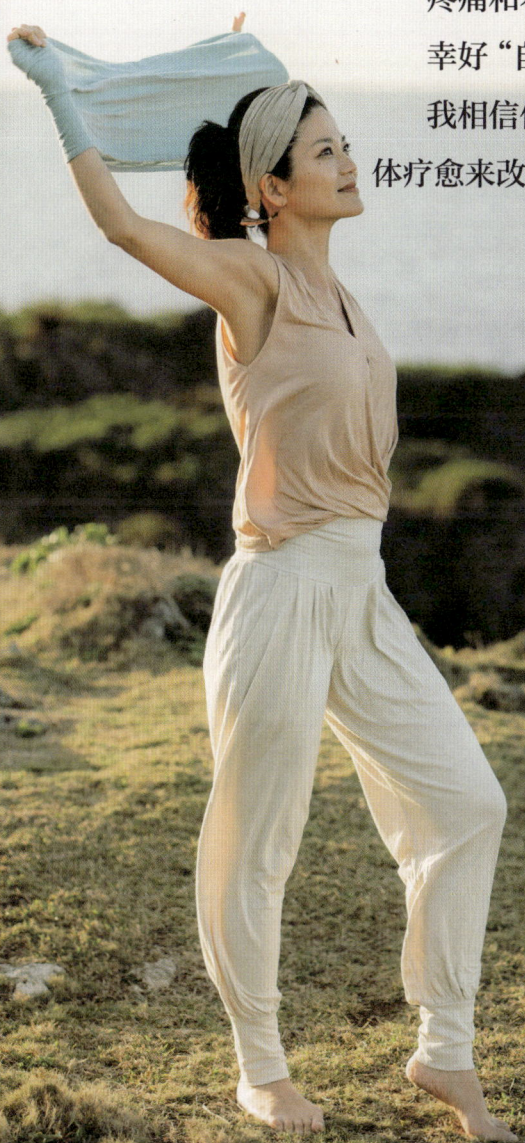

只需3分钟，即可轻松缓解疼痛和酸胀

所谓"自我身体疗愈"，是指在不需要他人帮助的情况下，利用专业技巧对自身进行治疗。自我身体疗愈能够缓解关节和肌肉的不适感。

我曾经在海外居住并在世界各地主持体验型讲座，在回国之后与父亲一起向学员传授自我身体疗愈的方法和理念。

实际上，我也被自我身体疗愈拯救过。在身心过度努力而失去了平衡时，我开始跟随父亲学习自我身体疗愈的方法。经过一段时间的坚持，原本冰冷、僵硬的身体重新恢复了温暖，并且感觉到了轻松愉悦。我的健康状况得到了改善，我重新找回了人生的意义。正因为这次经历，我选择成为一名自我身体疗愈的指导者。

请允许我简要说明出版本书背后的原因。

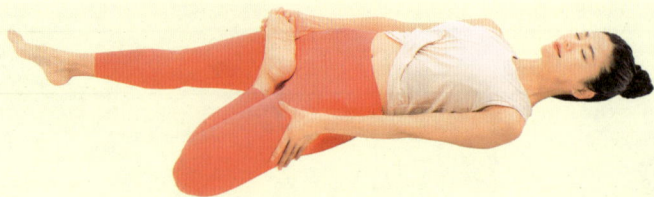

虽然在我们的教室设置有 90 分钟的自我身体疗愈课程，但是由于工作和家庭等原因，也有一部分无法亲临教室的人们。因为想要帮助像曾经的我一样感到身体疼痛和不适的人们，所以我编创了让他们在家或办公室也能够进行的简单而有效的自我身体疗愈的方法。

例如，从仅需 3 分钟即可轻松完成的课程开始，到即刻缓解疼痛的运动，再到 20 分钟的长课程来慢慢矫正身体变形的问题。这些课程的确能够有效消除疼痛、僵硬、怕冷、疲劳、失眠、便秘，以及女性特有的困扰。

人们能够轻松完成的自我身体疗愈练习有以下 3 个特点。

1. 简单易行：无论是站着、坐着还是躺着都可以轻松完成。

2. 速效性：由于应用的是按摩专业技巧，因此人们能够立刻感受到效果。

3. 使心情舒畅：利用中医经络图作为治愈路途上的指向标，疏解血液和舒缓淋巴易堵塞之处，在保持心情舒畅的情况下将疼痛消除。

那么，在实践自我身体疗愈练习后，身体会发生哪些变化呢？

接下来我会介绍几位亲自使用过该方法的学员的真实反馈。

▶ 通过自我身体疗愈，身体可以获得的变化

● 从长期困扰自己的慢性疼痛中解脱出来。

● 四肢无力问题得到治愈，身体不再感到疲惫不堪。

● 持续 7 年之久的失眠问题解决了，现在终于能够睡好觉了。

● 进行自我身体疗愈练习后的第二天早上排便顺畅了，同时膝盖的疼痛也消失了。

● 成功实现健康减重，并且头痛和月经不调问题也随之消失。

● 最终实现了怀孕并迎来了心心念念的宝宝！

● 第二次分娩仅用了 2 小时，相比第一次的 36 小时，痛苦程度大大减轻。

● 虽然一度食欲缺乏，但现在食欲已恢复，我又有了生活的动力！

● 虽然被诊断为腰椎管狭窄症，但由于缓解了疼痛，所以避免了手术。

　　自我身体疗愈的理念是：疼痛、酸痛及持续的不适感，被认为是身体中的能量流通不畅所致。而通过自我身体疗愈，身体中的能量流动可以改善，身体会变得温暖、柔软，恢复健康和年轻的状态。

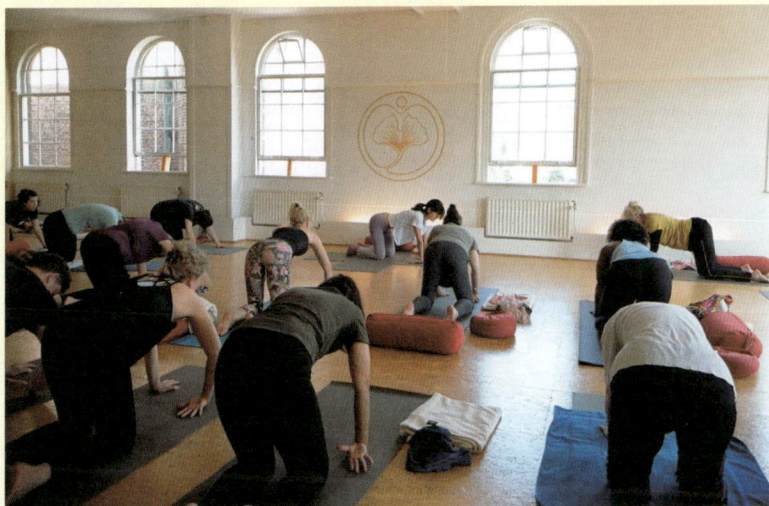

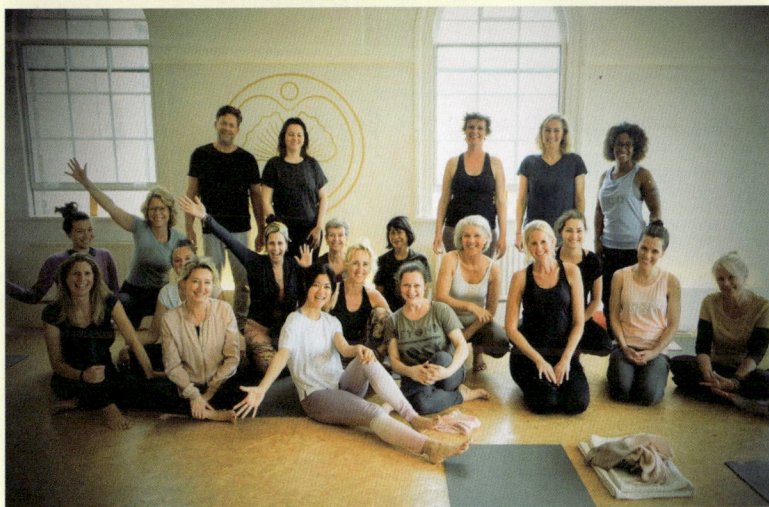

在荷兰开办的自我身体疗愈讲座

▶ 从针灸中诞生的自我身体疗愈

原本自我身体疗愈的初衷，就是"想要拯救正在承受疼痛和不适折磨的人"。在这样的初衷下，我的父亲矢上裕于 1989 年编创了自我身体疗愈的方法。

父亲一度陷入想要帮助多病的母亲但却束手无策的境地。在大学期间，父亲看到了一部关于中国针灸的电影并深受其影响。后来，他中途退学，走上了学习针灸之路，并在 30 岁前创立了自己的针灸院。

后来，这家针灸院受到了很多的好评，吸引了来自全国各地的患者。但是，有些人后来还是会因为疼痛的反复发作而再次回来接受治疗。

这些回头客大多具备以下 5 个特征：

1. 姿势不良；

2. 久坐不动；

3. 过度被动依赖治疗师；

4. 肠胃不适；

5. 呼吸浅。

在治疗中注意到这些人的特征后，我父亲意识到，相较于治疗，改善患者自身的生活习惯更为重要。因此我父亲决定开发和研究一套可以自我施行的健康方法。通过多年学习瑜伽和针灸，我父亲积累了 9 年的教练经验。

在那之后，我父亲成功编创出了自我身体疗愈的方法，并且这一方法现已被学员广泛接受和喜爱。

自我身体疗愈方法对身体温和无痛，任何人都可以实践。通过本书，你也可以学习自我身体疗愈方法，拥有健康美丽的身体。

1976年，作为创始人之一的我的父亲矢上裕（后排右一），与他的团队一同开设了针灸院。

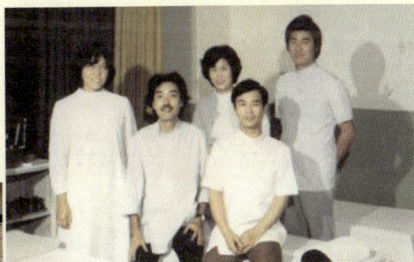

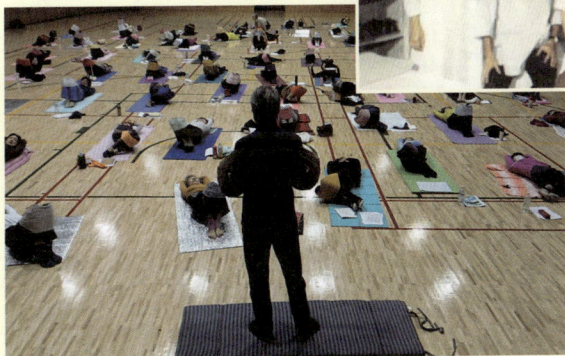

现在，我父亲也培养了自我身体疗愈的指导者。我们机构约有500名活跃的从业者（本书数据截至日文版成稿时）。

自我身体疗愈让你消除疼痛和酸胀

自我身体疗愈是指将专业的治疗手法简化并应用于日常生活中。接下来我将详细介绍一下实际的操作方法。

比如，对于缓解腰痛和肩颈酸胀（案例1），专业治疗手法是将长毛巾挂在腰部，慢慢伸展腰部僵硬的关节和肌肉；而在进行自我身体疗愈时，只需将毛巾挂在脚踝处，逐渐抬起腰部即可达到同样的效果（详情见110页）。

对于缓解眼部疲劳、肩颈酸胀和头痛（案例2），专业治疗手法通常是按摩患者脑后两侧的风池穴。而在进行自我身体疗愈时，只需将拇指放在风池穴，然后逐渐抬高臀部，利用身体重量即可达到同样的效果（详情见111页）。

无论采用哪种方式，自我身体疗愈练习都非常简单易行，并且能迅速促进血液和淋巴的循环，从而减轻不适感。掌握这些方法将极大地提高我们日常生活的舒适度。

不依赖专业人士，
自己就可以独立完成

*专业治疗手法实施者：矢上裕

案例 1　缓解腰痛 / 肩颈酸胀

自我身体疗愈

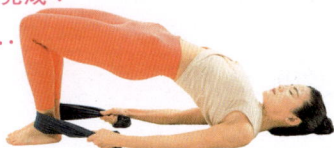

自己就可以
独立完成

将毛巾挂在脚踝处，腰部缓慢抬高。

专业治疗手法

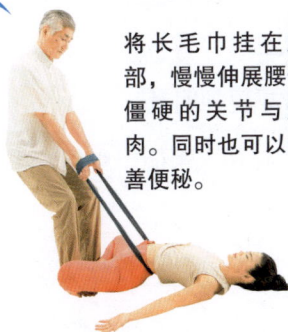

将长毛巾挂在腰部，慢慢伸展腰部僵硬的关节与肌肉。同时也可以改善便秘。

案例 2　缓解眼部疲劳、肩颈酸胀和头痛

自我身体疗愈

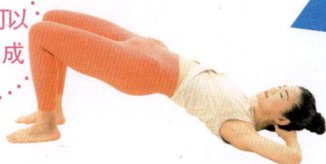

自己就可以
独立完成

将拇指放在风池穴，然后逐渐抬高臀部，利用身体重量即可达到同样的效果。

专业治疗手法

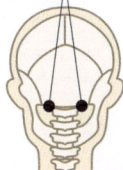

风池穴

按压风池穴

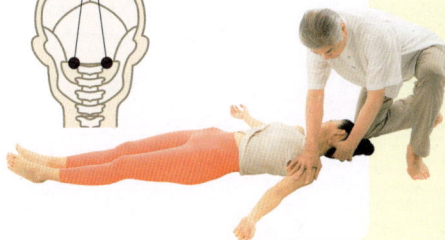

即使身体感觉僵硬也能做自我身体疗愈练习

看到自我身体疗愈练习的照片，有些人一开始可能会觉得身体太僵硬了，做不到，从而放弃。但是，事实上，身体较为僵硬的人进行自我身体疗愈练习时反而更容易感受到舒适的刺激，并且效果更加明显。

任何人都能感受到效果的三个要点如下。

1. 即使动作中途停下也没关系！

如果感觉到身体太僵硬，无法再做下去，那么中途停下来也没关系。因为这种感觉表明这个动作已经对你的身体产生了效果，这是一个"身体的这个部位确实很僵硬"的信号。慢慢来，摸索着逐步进行自我身体疗愈练习也是没有问题的。

2. 身体较为僵硬的人可以使用毛巾。

如果你的身体很僵硬，无法清楚地感受到自我身体疗愈的效果，可以使用毛巾，以感受柔和的刺激。

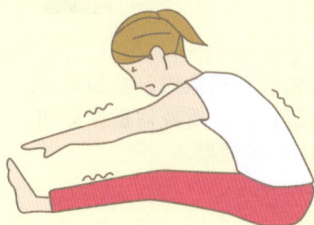

3. 正确的按摩方法会让你感受柔和的刺激。

　　自我身体疗愈的目的并不是像瑜伽那样完成特定的姿势，而是刺激紧张的关节和肌肉。因此，"这种刺激很有效""酸胀感逐渐消失"的感受才是正确的。

　　尽管一开始可能会感到很僵硬，但是一旦尝试了自我身体疗愈的方法，就不再会在意那些慢性疼痛和不适了。

　　身体的僵硬和疼痛一定会改善的。请记住这一点，坚持下去，"享受自我身体疗愈带来的刺激"。

　　通过阅读这本书，你也可以多去尝试自我身体疗愈练习，来获得更健康的身体。

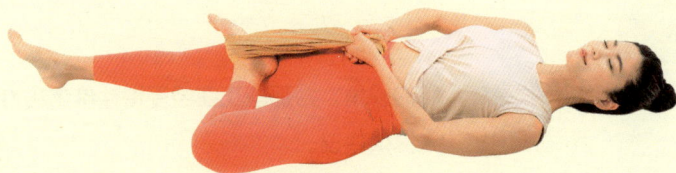

就算没有达到最大限度，只要能够感受到动作对身体的刺激，就说明动作是正确的。因为身体僵硬而感受不到刺激时，可以使用毛巾（见123页）。

本书的使用方法

第1课 ▶ **为什么自我身体疗愈能够迅速缓解疼痛和酸胀**

以中医为基础，解释了缓解疼痛和酸胀的原理。另外，讲解了经络图、整食法，以及自我诊断身体变形的知识。

第2课 ▶ **立刻解决让人烦恼的不适！针对不同问题的自我身体疗愈方法**

推荐给想即时缓解疼痛和酸胀的人。根据症状的不同介绍不同的自我身体疗愈方法。

第3课 ▶ **视频清晰演示，效果倍增！效果惊人的4个课程**

根据时间和场景进行课程选择。任意一个课程组合都是通过刺激经络和穴位，改善血液循环，从而消除疼痛、酸胀和不适的。

第4课 ▶ **通过自我身体疗愈解决烦恼！实用问答**

从自我身体疗愈的视角，为那些正在经受慢性疼痛和身体不适所困扰的人提供建议。

动作细节也清晰呈现

第3课
配合丰富的视频讲解

视频观看方法

扫描二维码，点击视频名称后观看视频

可以选择单独观看下列课程，
也可以选择连续观看（大约35分钟）

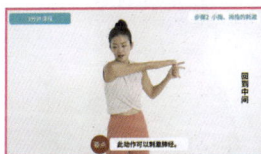

按摩
3分钟课程

详情见P86

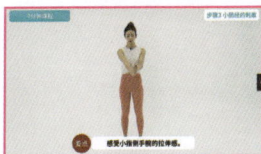

站姿按摩
7分钟课程

详情见P96

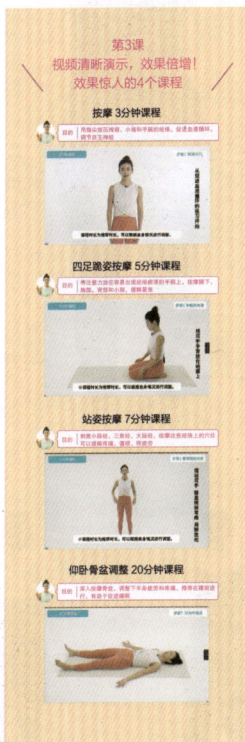

第3课
视频清晰演示，效果倍增！
效果惊人的4个课程

按摩 3分钟课程

四足跪姿按摩 5分钟课程

站姿按摩 7分钟课程

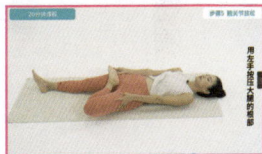

仰卧骨盆调整 20分钟课程

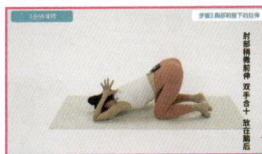

四足跪姿
按摩
5分钟课程

详情见P90

仰卧骨盆调整
20分钟课程

详情见P108

只是身体上的放松，

发生在体验者身上的惊人效果

体重减少了6千克！肩膀酸痛、腰痛和支气管哮喘也得到了改善

高田瑞惠女士　42岁　身高156厘米

之后
53.9千克
【体重】

之前
59.9千克
【体重】

腰围减小了10厘米！侧脸的轮廓也清晰了！

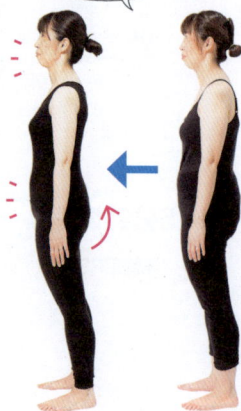

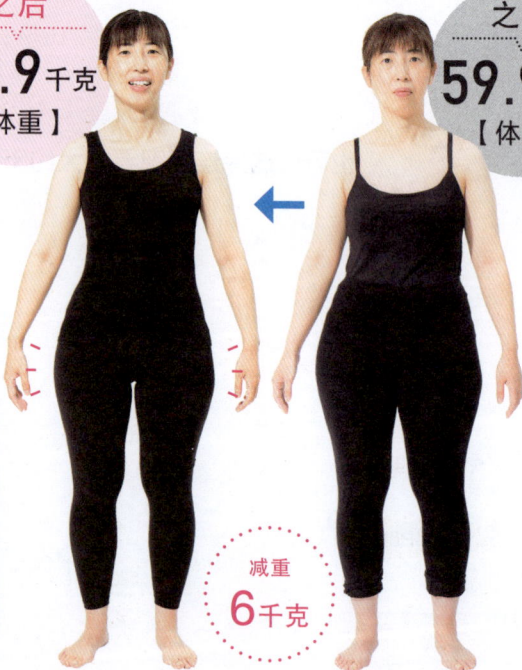

改善了下半身的肥胖

减重
6千克

臀围减小了6厘米！身体变轻盈了！

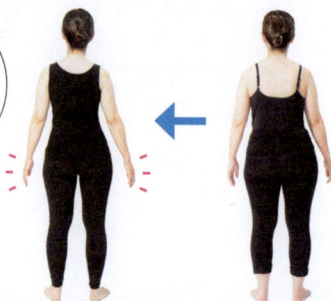

因为下半身肥胖，上衣总是和裤子不搭。

就可以自然达到减肥的效果

体重减少了6.2千克！不良体态与湿疹瘙痒也得到了缓解

樱井史子女士　44岁　身高158厘米

侧面的身体有了流畅的线条。

之后
69.5千克
【体重】

之前
75.7千克
【体重】

颈部的堵塞
也消失了！

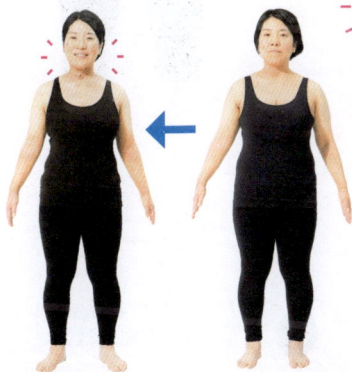

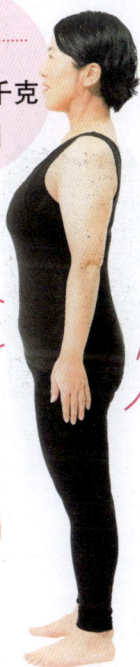

骨盆的歪斜姿态得到修正

减重
6.2千克

身体变得柔软，骨盆的不良姿态也得到了改善！以仰卧的姿势躺着也可以熟睡了！

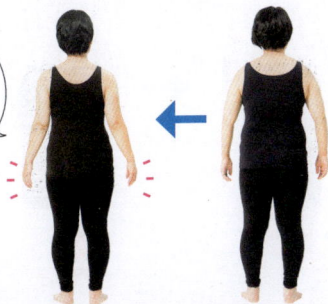

由于全身十分僵硬与骨盆呈不良姿态，因此无法以仰卧的姿势入睡。

17

只是身体上的放松，就可以自然达到减肥的效果

发生在体验者身上的惊人效果

体重减少了8.9千克！ 与儿子一起成功登顶富士山

堂上研先生　47岁　身高183.5厘米

之后
76.2千克
【体重】

之前
85.1千克
【体重】

腹部变得平坦。

脸和身体的线条变得流畅。

减重
8.9千克

身体的不良姿态得到改善

身体赘肉非常多，并向左侧倾斜。

身体变得柔软，身体向左侧倾斜的不良姿态也得到了改善。

只是身体上的放松，就可以自然达到减肥的效果

发生在体验者身上的惊人效果

腰围减小了11厘米，身体曲线产生了较大变化

清水冴奈小姐　23岁　身高155厘米

原本向左侧倾斜的不良姿态得到改善。

之后
54.9千克
【体重】

之前
57.1千克
【体重】

原本鼓鼓的腹部也变得平坦起来。

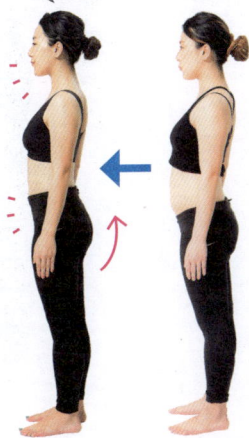

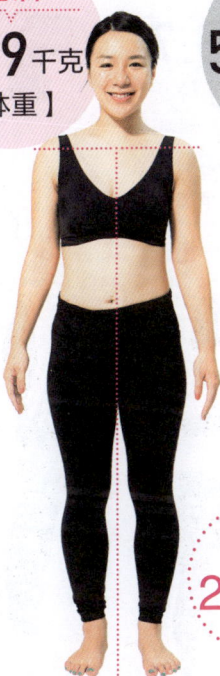

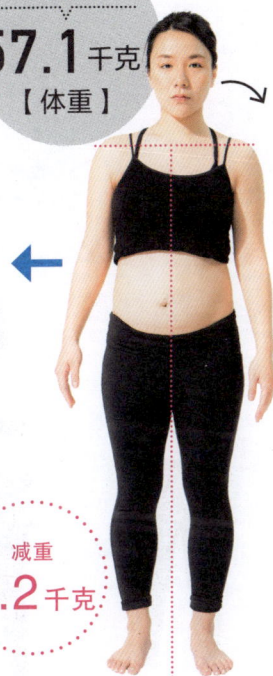

减重
2.2千克

身体左右不对称得到改善

之前

后背、手腕、臀部赘肉较多。

后背的线条变得流畅了

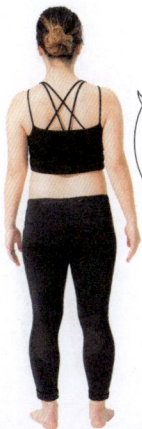

之后

臀围变小了很多。

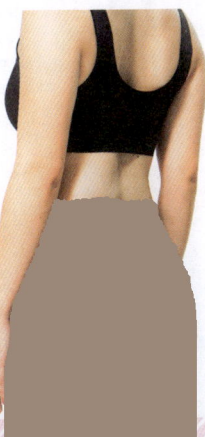

19

只是身体上的放松，就可以自然达到减肥的效果

发生在体验者身上的惊人效果

解决了身体冰冷僵硬的问题，体重减少了5.7千克

岛崎和惠女士　55岁　身高170厘米

之后
75.7千克
【体重】

之前
81.4千克
【体重】

改善了驼背，双下巴也消失了。

后背的姿态变得优美。

减重
5.7千克

平时的体温稳定在36℃左右，大腿的肌肉变得紧致。

畏寒体质，平时的体温都是在35℃左右，体型肥胖，很难瘦下来。

身体也变得柔软了

目录

第1课 为什么自我身体疗愈能够迅速缓解疼痛和酸胀

第2课 立刻解决让人烦恼的不适！针对不同问题的自我身体疗愈方法

第**3**课 | 视频清晰演示，效果倍增！效果惊人的4个课程

每个课程都能改善血液循环，缓解疼痛和僵硬

第**4**课 | 通过自我身体疗愈解决烦恼！实用问答

注意 ※有骨骼或关节变形者、正在接受治疗者、有疼痛者、孕妇及有慢性病者，在实践本书中的方法前，请先咨询您的主治医生。

为什么自我身体疗愈能够迅速缓解疼痛和酸胀

本文将基于中医原理进行详细解说，讲解自我身体疗愈遵循的经络图、整食法以及自我诊断身体变形等实用知识。

通过刺激经络，缓解疼痛和酸胀

中医认为："气滞则痛，气行则消。"所谓的"气"是指人体的运行能量，沿着血液或淋巴循环的路线在体内流动。"气、血、水"三大支柱支撑着我们的健康，如果"气"不畅，"血"和"水"的循环也会受到影响，导致疼痛和不适。

"气"流动的脉络被称为"经络"（见34页）。经络遍布全身，其中最主要的有12条。为了容易理解，可以将经络想象成一条贯穿全身的河流。这些经络如果堵塞，邪气就会堆积在瘀塞的地方，从而引起经络的不适。我们刺激经络是为了冲走这些邪气，疏通被阻塞的经络。

这就是自我身体疗愈背后的原理。在理解这一点的基础上阅读本书会达到事半功倍的效果。

▶ 调节自主神经，让人酣然入睡

　　自我身体疗愈的目的是刺激疼痛和酸胀的经络，从而缓解疼痛和酸胀。疼痛和酸胀可能是姿势不良、运动不足等多种因素造成的，但越来越多证据显示"自主神经紊乱"也是原因之一。例如，在白天活跃的交感神经（自主神经的一种），如果不分昼夜地进行高强度工作，就会导致血管收缩，疼痛物质在体内堆积。这样一来，经络的流通就会停滞，身体的某个部位就会产生疼痛。

　　经络与内脏和自主神经有着密切的关系。因此，通过自我身体疗愈促进"气、血、水"的流动，让内脏得到休息，交感神经的功能也能恢复正常，从而可以缓解疼痛和酸胀。特别是在晚上，通过自我身体疗愈使身体切换到放松的模式，促使副交感神经占据主导地位，有助于人体进入深度睡眠。

通过刺激拇指来消除疼痛和僵硬的练习（见87页）

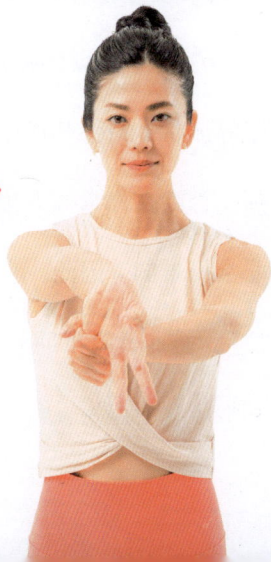

针对容易发生瘀滞的部位进行放松

为什么自我身体疗愈能够"即刻见效"？因为<mark>它能够刺激那些容易堵塞的经络，精准地放松易于僵硬的肌肉和关节，从而缓解疼痛和酸胀。</mark>这比盲目地寻找出现症状的地方更为简单有效。

举例来说，如果你感到肩膀酸痛，那么就需要刺激你的手腕。因为手腕集中了许多经络和穴位（相当于"气"流动的开关）。如图 1 所示，在自我身体疗愈过程中，将手背放在地板上，轻轻地对其施加压力并摆动身体来刺激手腕。通过这样的动作，不仅可以缓解肩膀酸痛，而且还能缓解眼睛疲劳、偏头痛、肩关节疼痛、急性腰痛、痛经和膝关节疼痛等各种身体不适问题。

在本书 34 页详细介绍了 12 条经络。如果出现身体疼痛、酸胀等症状，请将其视作放松的机会。但除非你是专业的经络治疗师，否则在你掌握方法之前，能够正确地找到经络并将其疏通是非常困难的。因此，直接通过图 2 了解"10 个容易发生阻塞的部位"，是非常有帮助的。对这 10 个部位进行自我身体疗愈，疼痛和酸胀就会得到缓解。

图1

刺激容易发生阻塞的手腕的方式
（见90页）

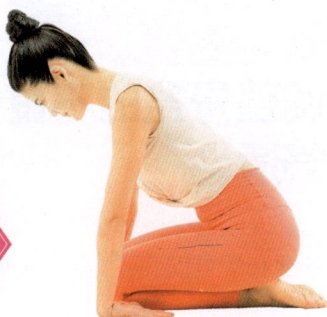

图2 〔**10个容易发生阻塞的部位**〕

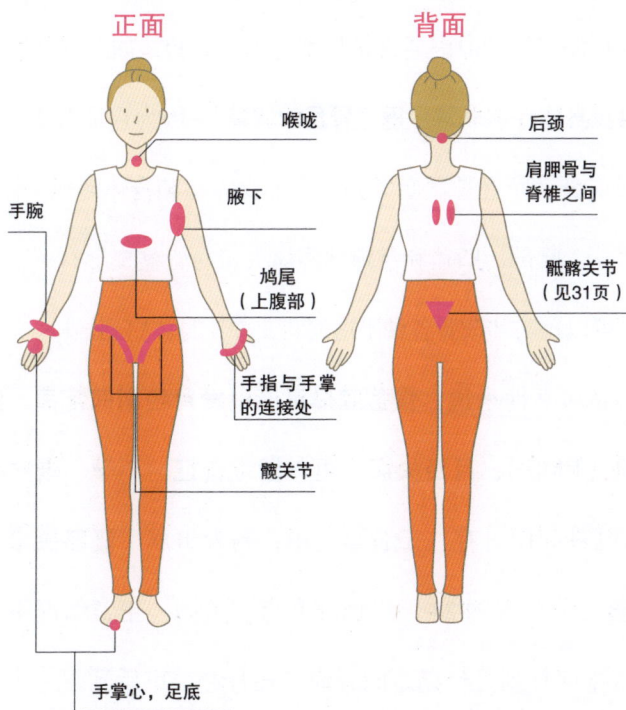

正面　　　　　　　　背面

喉咙

腋下

手腕

鸠尾
（上腹部）

手指与手掌
的连接处

髋关节

手掌心，足底

后颈

肩胛骨与
脊椎之间

骶髂关节
（见31页）

调整骨盆的不良姿态，使身体变得舒适

经常有学员问我："在自我身体疗愈过程中没有能够快速矫正关节的动作，为什么可以调整体态呢？"自我身体疗愈是通过刺激经络来放松肌肉的，同时也能缓解紧张的脊神经，并修正骨骼的扭曲。

导致骨骼变形的原因通常是长期的不良姿势，如跷二郎腿、驼背等。自我身体疗愈非常注重"骨盆的调整"。因为它是人体骨骼的基础组成部分，而且骨盆变形会造成不良体态和身体疼痛（图3）。颈部、肩膀、腰部、膝盖和足踝部疼痛大多与骨盆变形有关。通过调整骨盆可以预防和改善各种不适症状，并让身体感到轻松。

特别是对女性来说，骨盆变形可能引发月经期间疼痛、经前期综合征（PMS）、月经失调、更年期综合征、不孕、难产等妇科问题。骶骨和髂骨存在于骨盆之中，两者组成了骶髂关节（图4），骶髂关节在大约28天内循环开启和关闭。正常情况下，骶髂关节从排卵日到月经期之间开启，在月经结束后到下一个排卵日之间关闭。然而，如果发生了骨盆扭曲，则骶髂关节的开闭过程将会变得迟钝，容易引起妇科系统中的疼痛和不适。

尝试着做一段时间的仰卧骨盆调整20分钟课程（见108页）吧！

图3 〔 **骨盆变形会造成不良体态和身体疼痛** 〕

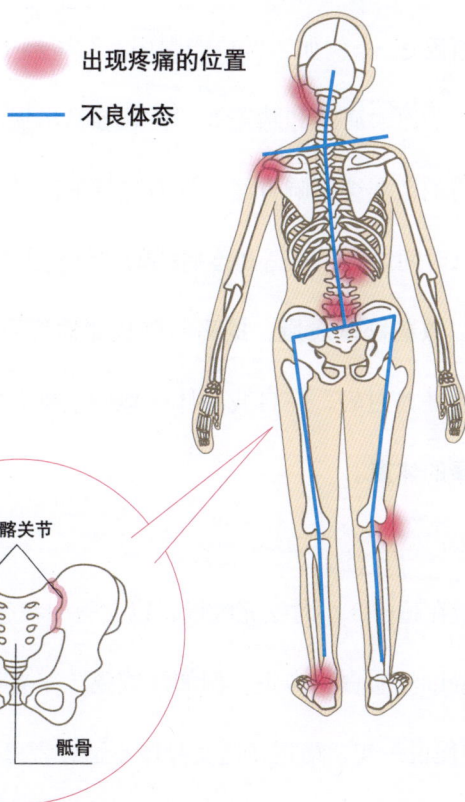

出现疼痛的位置

不良体态

〔 **骶髂关节** 〕

髂骨　骶髂关节

骶骨

图4

结合"整食法"，可以让不适症状得到进一步缓解

过度饮食、过度饮酒会导致内脏疲劳，这也是引起身体疼痛和酸胀的原因之一。例如，胃功能削弱，与胃经（见 35 页）相连的前额部、嘴巴、肩膀和膝盖等部位就容易出现不适和疼痛。这是因为肠胃的劳累会影响胃经。针对这样的问题，我推荐使用增加内脏休息时间以消除不适和疼痛感的"整食法"。通过这种饮食方式，可以改善睡眠质量、提高新陈代谢速度及改善便秘。无论是体重过重还是过轻，在自我身体疗愈的基础上实践整食法，都能达到健康的体重。

整食法：

1. 尽量在睡前 3 小时吃完晚饭，以空腹的状态入睡；

2. 早餐以流质食物为主，例如汤或粥（午餐和晚餐可以自由选择）。顺便说一句，请正在遭受身体不适或者患有某种疾病的人们要注意按时进食早餐。

令人惊叹的 "整食法"：有效缓解身体不适

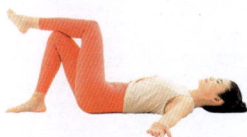

自我按摩，以帮助入睡

晚饭尽量在就寝前3小时吃完，以空腹的状态入睡。

0

自我身体疗愈

自由支配的
时间（如洗澡）

晚餐

入睡

18 - 回家 / 准备晚餐

全职工作的人
的一天（举例）

6

早饭

工作

准备上班 / 通勤

工作

午餐

午餐可以自由选择

12

早餐尽量用汤、粥等流质食物代替固体食物。

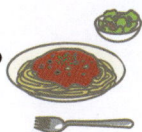

整食法

33

12条经络

"经络"流动不畅会导致血液和淋巴循环受阻，容易引发各种身体不适。通过自我身体疗愈来改善这些问题吧！

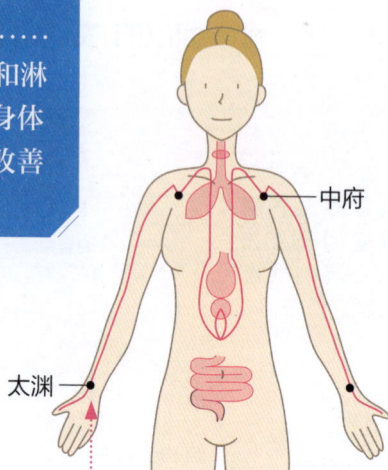

中府

太渊

例如这个

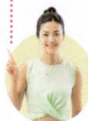

在经络上表示的穴位就是针灸治疗中经常刺激的位置。

1

肺经

从肺部开始，延伸至拇指，主要作用是保护呼吸系统和皮肤。

肺经不畅易引发的症状

过敏性皮炎、哮喘、过敏性鼻炎、花粉症、腱鞘炎、喉咙痛等。

2

大肠经

起始于食指，通过手臂的拇指侧，最终上升至鼻旁，负责排泄废物（例如排便）。

大肠经不畅易引发的症状

肩部僵硬、牙齿疼痛、便秘、痢疾等。

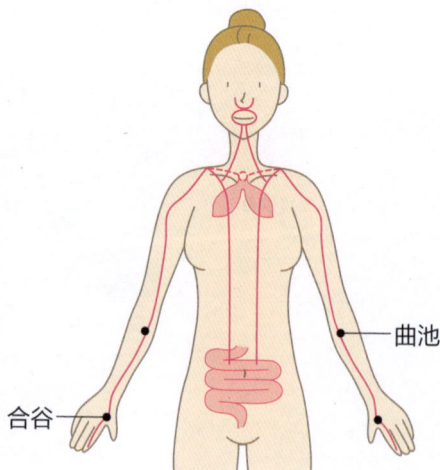

曲池

合谷

3 胃经

从鼻子的两侧开始，通过身体的前部，向下到脚的第二趾。这一经络负责消化、吸收食物，并将其转化为能量。另外，此经络也易受到压力的影响。

胃经不畅易引发的症状

前头部的疼痛、口腔溃疡、牙槽脓肿、口臭、肩部僵硬、膝盖疼痛等。

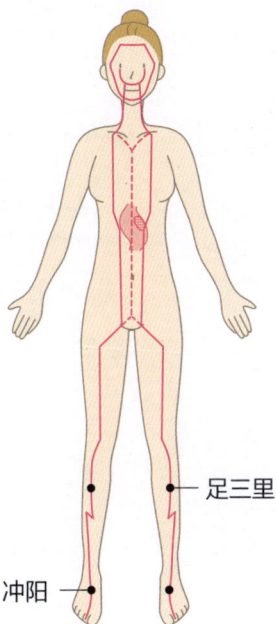

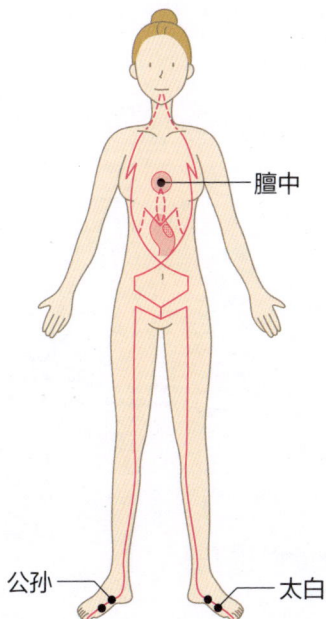

足三里

冲阳

膻中

4 脾经

从大脚趾末端开始向上延伸，起到消化、吸收食物，并将其转化为能量的作用。

脾经不畅易引发的症状

女性乳房疾患、膝盖疼痛、膝盖积水、膝盖浮肿，以及内脏下垂等。

公孙 太白

* 这些经络包括了分支。

* 本书所示经络位置仅供参考。

5 心经

从心脏开始，延伸至小指末端。其主要功能是产生血液，并促使心脏泵送血液。

心经不畅易引发的症状

心悸、气短、失眠、抑郁、焦虑等。

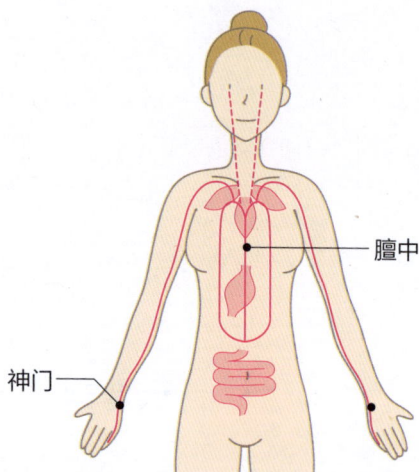

膻中

神门

6 小肠经

从小指开始，经过手臂，延伸至头部一侧。其功能是将食物中的营养转化为血液。

小肠经不畅易引发的症状

后头痛、五十肩、肘痛、中耳炎等。

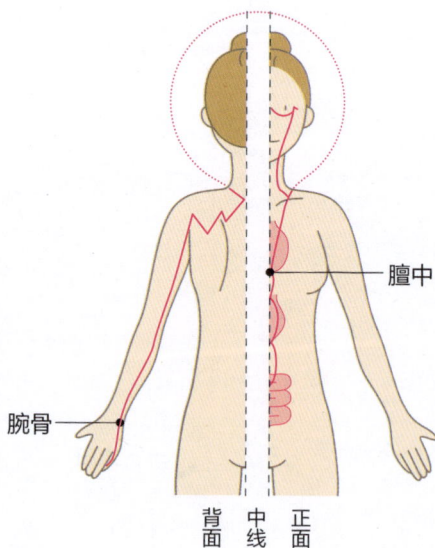

膻中

腕骨

背面　中线　正面

36

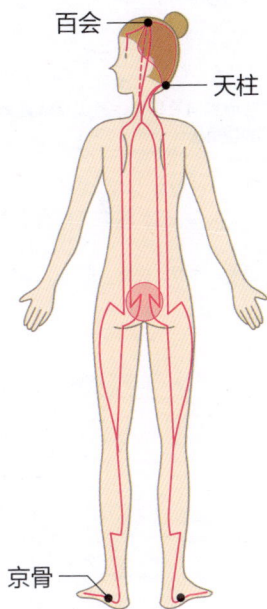

百会

天柱

京骨

7 膀胱经

从内眼角开始，沿着身体的后部向下延伸至小趾外侧末端。膀胱经与肾相互配合，主要负责排出多余的水分。

膀胱经不畅易引发的症状

脑血管疾病、后脑痛、腰痛、坐骨神经痛、颈部疼痛、抽筋、手脚冰凉等。

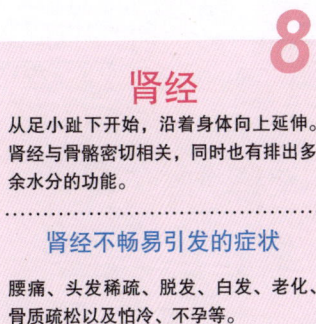

膻中

8 肾经

从足小趾下开始，沿着身体向上延伸。肾经与骨骼密切相关，同时也有排出多余水分的功能。

肾经不畅易引发的症状

腰痛、头发稀疏、脱发、白发、老化、骨质疏松以及怕冷、不孕等。

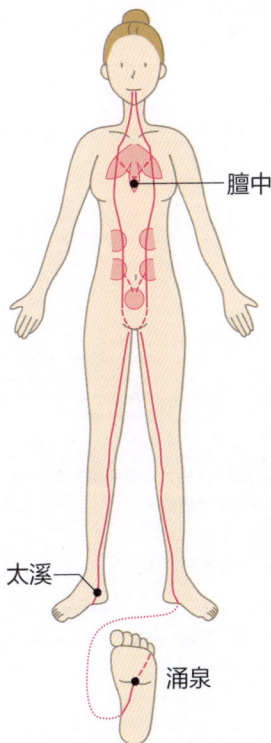

太溪

涌泉

9

心包经

从心脏向外延伸，通过手臂内侧，最终到达中指。

心包经不畅易引发的症状

悸动、焦虑、失眠、抑郁、惊恐等。

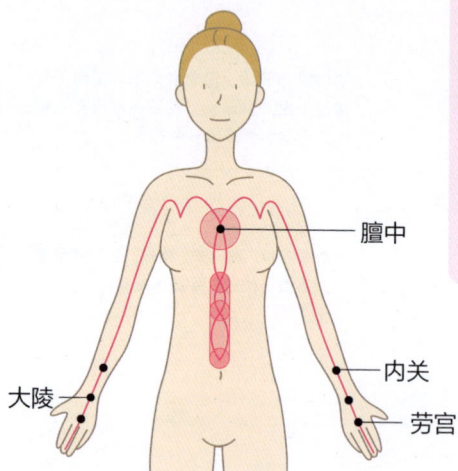

膻中

大陵

内关

劳宫

10

三焦经

从无名指开始，沿着手臂外侧到肩部，并与其他经络相连。

三焦经不畅易引发的症状

偏头痛、耳鸣、肩痛、腱鞘炎等。

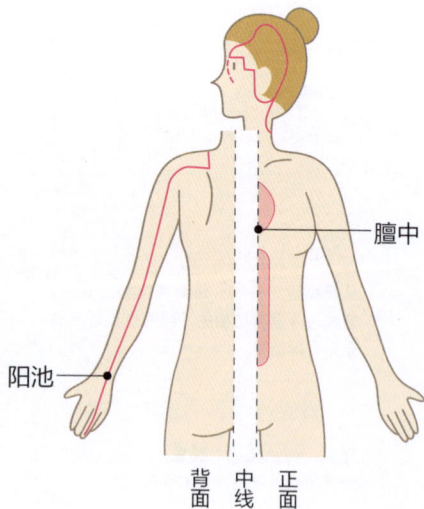

阳池

膻中

背面　中线　正面

11 胆经

从头部目外眦开始，沿着身体侧面向下，到达足部第四趾。

胆经不畅易引发的症状

偏头痛、耳鸣、眩晕、髋关节疼痛等。

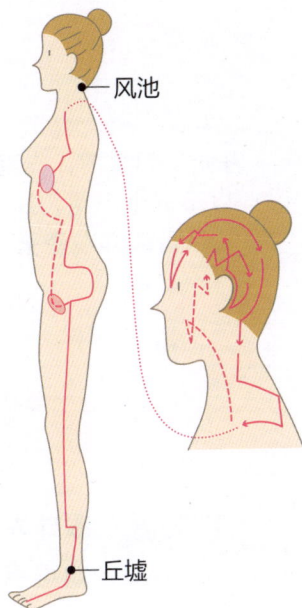

风池

丘墟

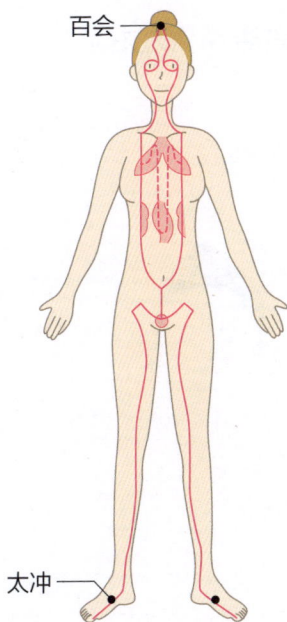

百会

太冲

12 肝经

从大脚趾开始，沿着腿部内侧向上，经过腹部，最终到达头部。

肝经不畅易引发的症状

眼睛疲劳、近视、视力模糊、头痛、腹部疼痛、月经不调、子宫肌瘤、激素失调、长期抑郁或焦虑、易怒、身体僵硬、失眠、指甲脆弱等。

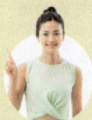

不只是做拉伸运动，而是要有
意识地检查身体是否歪斜。

检查身体的不良姿态

开始练习之前，先确认一下身体的状态。回答
以下五个问题，如果答案是"YES"，则身体
可能存在歪斜、扭曲或紧张的情况。

颈部的扭曲

问题1　眼球左右移动时，是否感觉左右活
动难易度不同？

☑ **YES**　　☑ **NO**

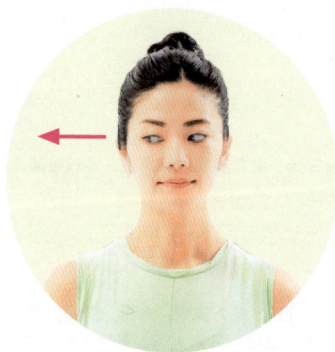

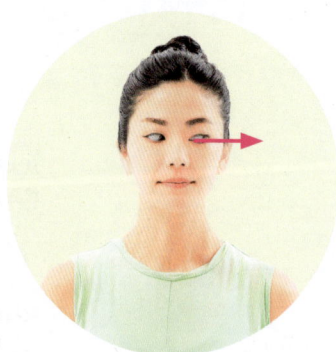

结果：如果回答"YES"，则表示颈部向眼球活动较容易的方向扭曲。

胸廓的扭曲

问题2
将颈部左右转动时，是否感觉两边存在差异？

☑ **YES**　　☐ **NO**

结果：如果回答"YES"，则表示胸廓向颈部较容易转动的方向扭曲。

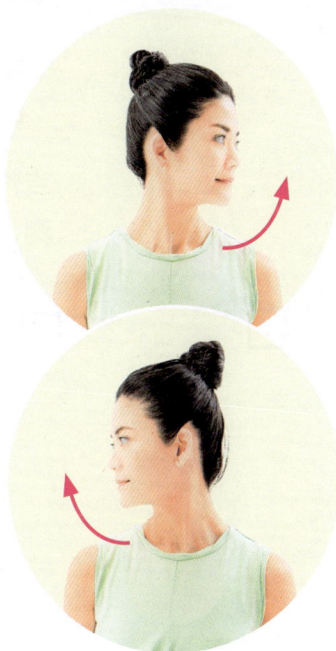

将大腿抬高至大致与地面平行

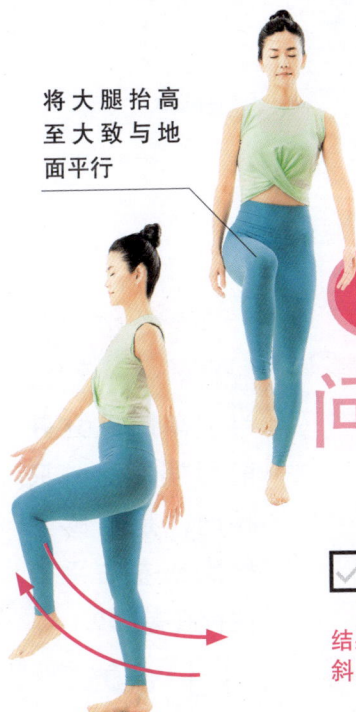

骨盆的歪斜

问题3
闭上眼睛，原地踏步50次后睁眼，是否发现自己转向了不同的方向？

☑ **YES**　　☐ **NO**

结果：如果回答"YES"，则表示骨盆存在歪斜，导致身体在踏步时逐渐转向歪斜的方向。

下一页继续检查　➡

髂腰肌的紧张

问题4
当你将重心前移时，伸展一侧，左右是否有差异？

☑ **YES**　　☑ **NO**

结果：如果选择"YES"，说明你的髂腰肌（位于脊柱腰部两侧）过度紧张了。

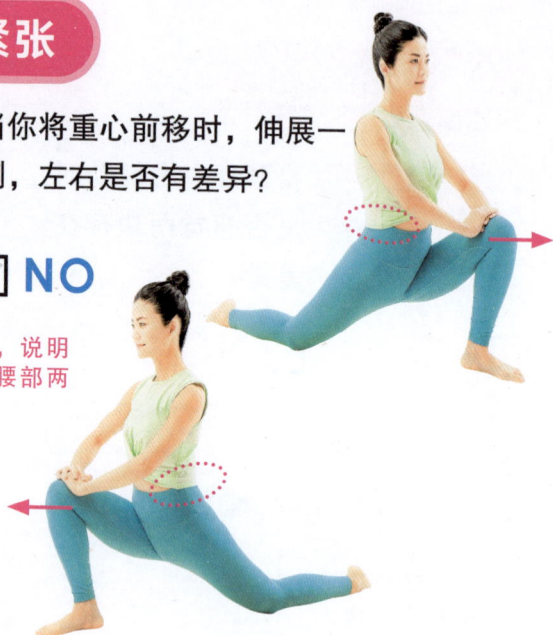

重心的偏移

问题5
当你单脚站立并前后摆动另一只脚时，是否感到稳定或左右平衡性存在差异？

☑ **YES**　　☑ **NO**

结果：如果选择"YES"，说明你的重心有所偏移。

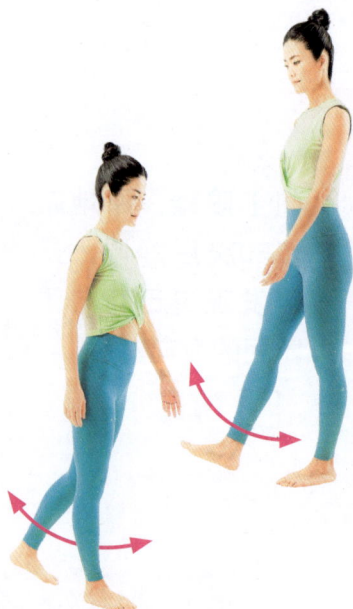

立刻解决让人烦恼的不适！针对不同问题的自我身体疗愈方法

如果你想迅速缓解疼痛和酸胀，本书为你推荐
根据不同症状选择不同的自我身体疗愈方法。

通过自我身体疗愈有效放松的8个要点

1. 避免过度用力，否则容易导致受伤

动作要缓慢进行，要轻柔地对待身体，避免受伤。一开始要感觉"舒服"，逐渐适应后以感觉到"有点疼痛但很舒服"的程度为宜。

2. 放松身体的同时延长呼吸

不要屏住呼吸，在动作之间，可以放松呼吸。这样做可以增加放松部位的血液流动，使身体更舒适。

3. 按照自己的节奏进行

本书中提到的练习时间和次数只作为参考。如果感觉还想再放松一点儿，可以稍微延长练习时间。

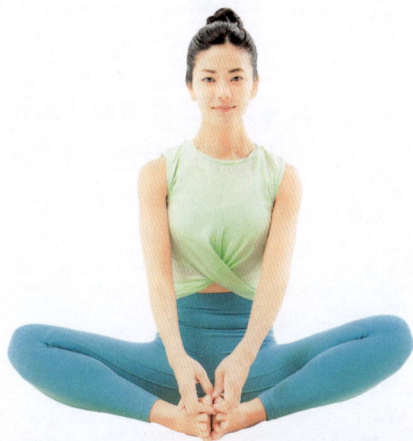

4. 睡前是最佳放松时间

由于身体放松之后容易感到困倦，因此白天进行自我身体疗愈练习之前先检查一下今天的日程安排。

5. 一定要空腹

饭后，身体会集中精力用于消化活动，这会削弱自我身体疗愈的效果。建议饭后 2 小时左右再进行自我身体疗愈练习。

6. 洗澡后是最佳时机

身体变得温暖之后，血液循环会更顺畅，身体会更容易放松。

7. 穿宽松的衣服

摘下眼镜和手表（因为它们会阻碍血液和淋巴循环），不要紧绷腿部和手臂。

8. 专注于身体内部感觉

自我身体疗愈也伴随着冥想。让我们在运动中感受来自身体的信息吧！

肩部紧张

打开肩胛骨的同时，放松肩关节的肌肉

这样的自我身体疗愈具有显著的疗效

后背放松练习

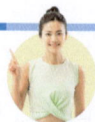

（课程目标）促进从肩部到背部的血液循环

将左臂向前伸展。*1*

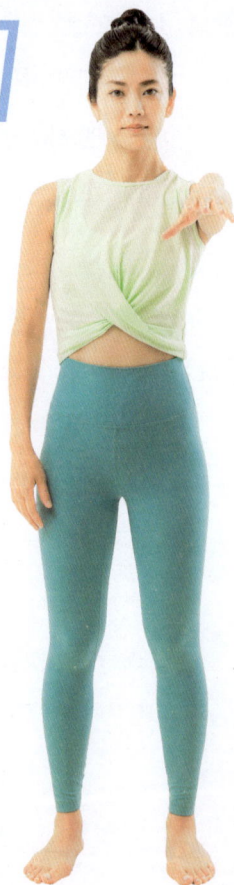

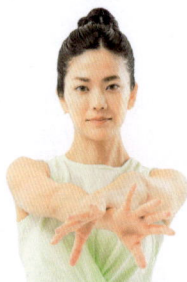

2 右臂向左臂下方
伸展，两臂交叉。

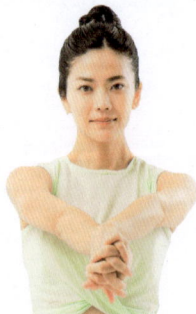

7分钟
课程视频介绍

3 双手手指交叉。

下一页继续 →

← 继续上一页

! 寻找这样的感觉！

手臂和
肩胛骨的拉伸感
↓

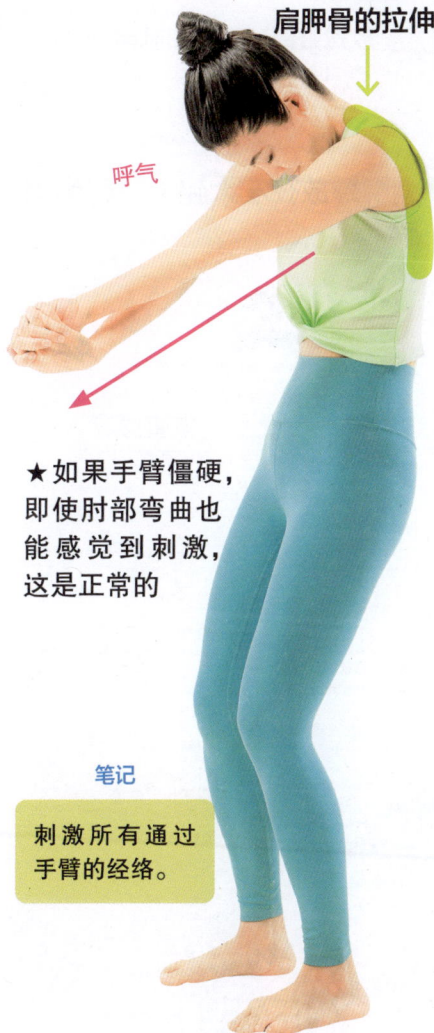

呼气

保持这个
姿势

吸气

4

将双手靠
近胸部。

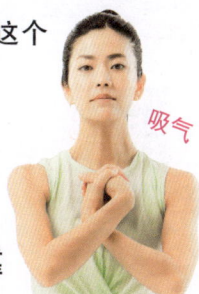

★ 如果手臂僵硬，
即使肘部弯曲也
能感觉到刺激，
这是正常的

呼气时，伸展双
臂并向下再向外
翻转手腕。

5

笔记

刺激所有通过
手臂的经络。

轻轻地
上下摆动

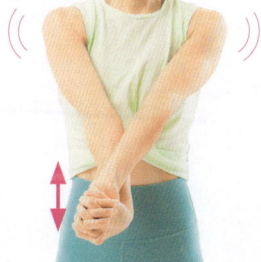

手臂轻轻地上下摆动，同时
闭上眼睛。

6

7 另一侧进行同样的动作。

※ 僵硬的一侧可以延长练习时间。

腰痛

通过放松臀部和腰部的肌肉，缓解腰椎的压力

这样的自我身体疗愈具有显著的疗效

放松臀部

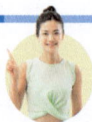

（课程目标）放松臀部和腰部的肌肉

1 将右腿的外侧脚踝放在左大腿上，用手固定住脚踝。

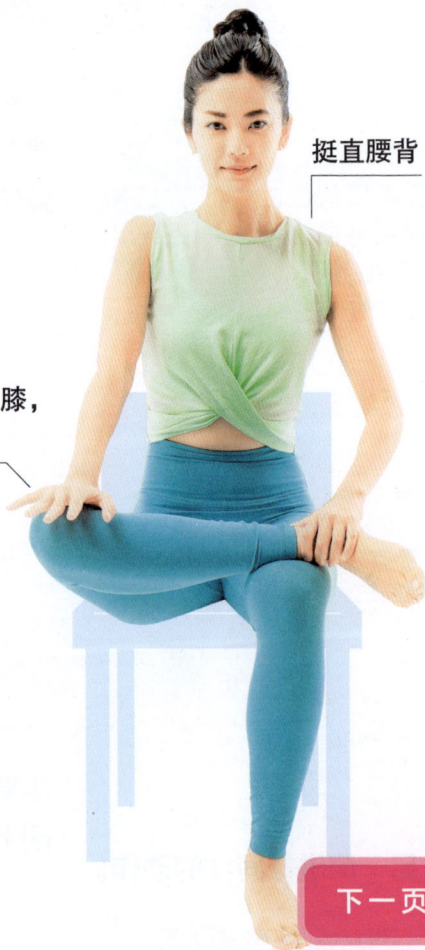

挺直腰背

右手按住右膝，保持10秒

下一页继续 →

48

← 继续上一页

2

躯干前倾，伸展背部肌肉

呼气

右肘按住右膝，保持10秒。

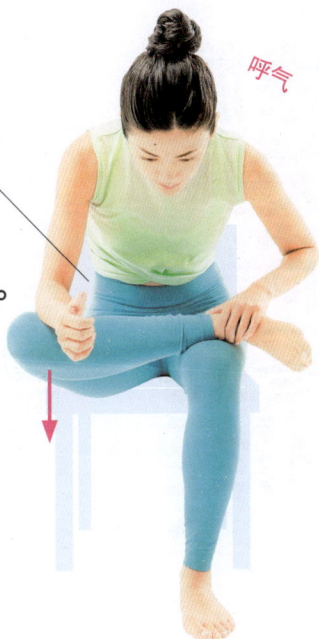

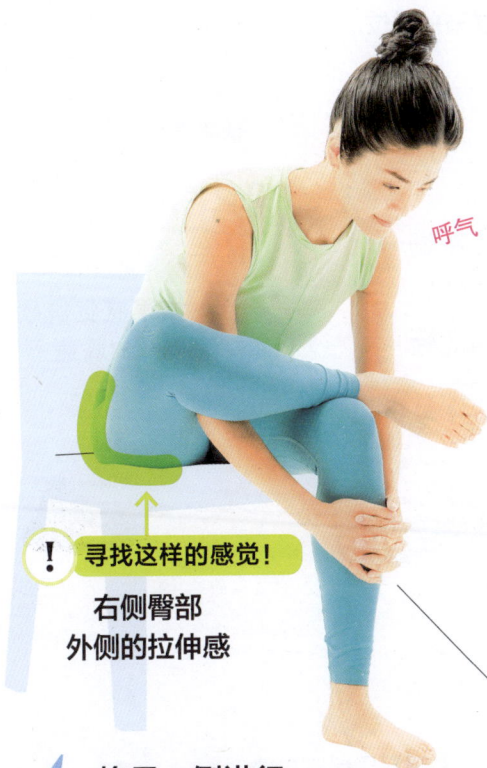

呼气

3

双手交叉放在左膝下方的小腿上，保持10秒。

★如果手够不到，不要勉强。

! 寻找这样的感觉！

右侧臀部外侧的拉伸感

4 换另一侧进行同样的动作。

※ 僵硬的一侧可以延长练习时间。

腰痛、痛经、膝关节疼痛

使骨盆周围的肌肉变得柔软并放松

这样的自我身体疗愈具有显著的疗效

按摩髋关节

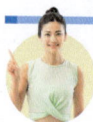

(课程目标) 修正髋关节的错位

髂腰肌

····· 关键点 ·····

通过放松紧绷的髂腰肌，修正髋关节和骶髂关节的错位。

骶髂关节

髋关节

1

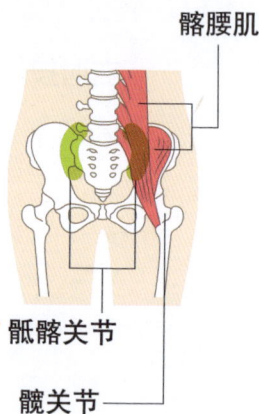

将毛巾挂在左脚上，双手抓住毛巾两端，向地板方向拉。

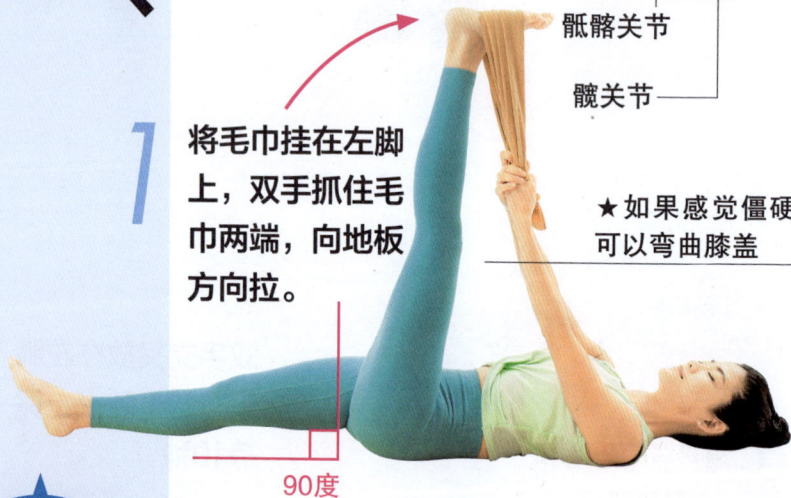

★如果感觉僵硬，可以弯曲膝盖

90度

20分钟
课程视频介绍

····· 关键点 ·····

左腿尽量保持与地板呈90度，但不要超过90度。

下一页继续 →

— 继续上一页

2 用左手抓住毛巾，将左腿缓慢向外侧打开，同时微微扭动右膝。

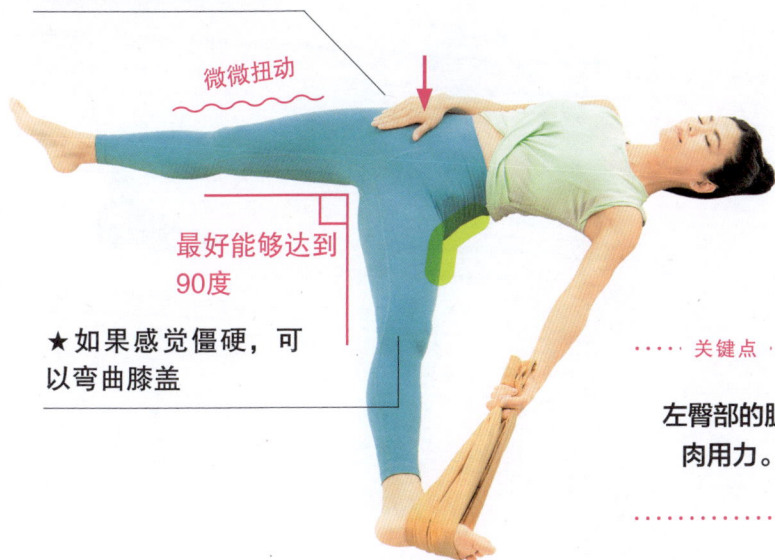

右边的臀部不要离开地板，骨盆向地板方向用力

微微扭动

最好能够达到90度

★如果感觉僵硬，可以弯曲膝盖

····· 关键点 ·····

左臀部的肌肉用力。

伸展右臂

微微扭动

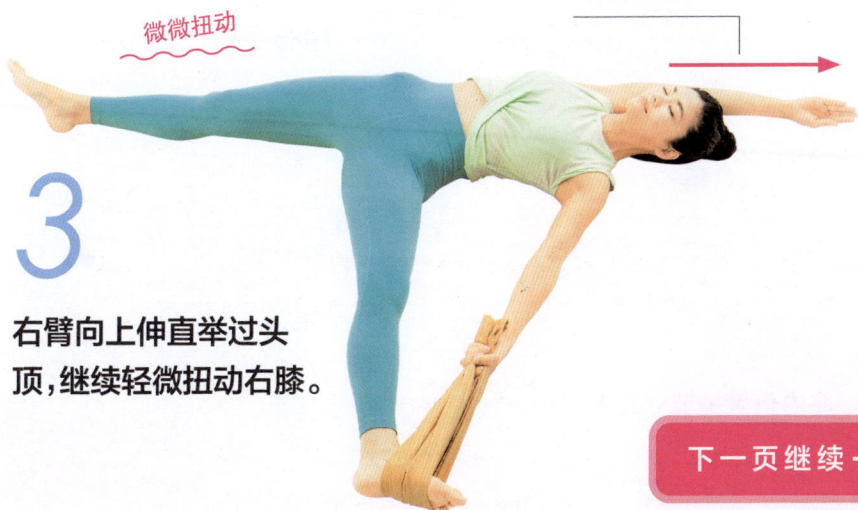

3 右臂向上伸直举过头顶，继续轻微扭动右膝。

下一页继续 →

← 继续上一页

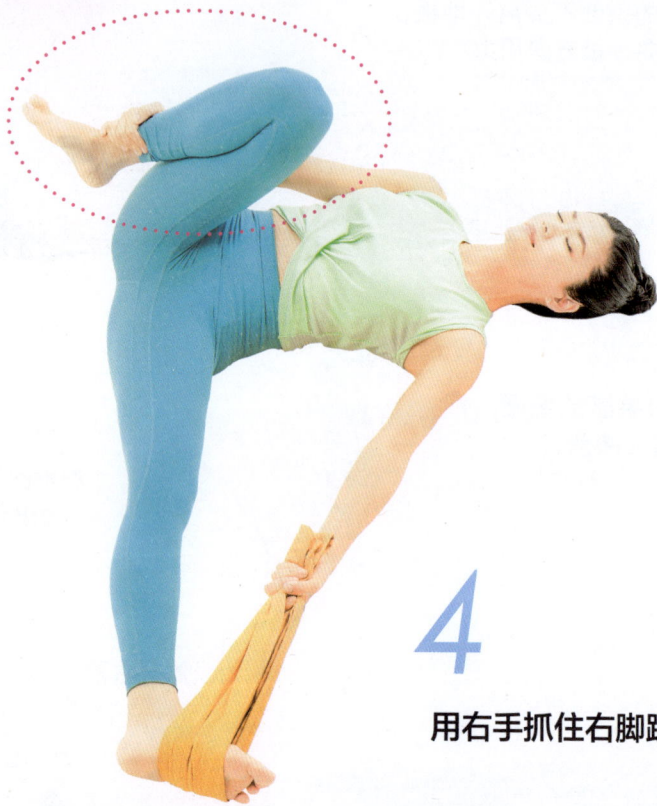

4

用右手抓住右脚踝。

如果无法抓住脚踝，可以尝试以下方法：

将右侧膝关节立起来。

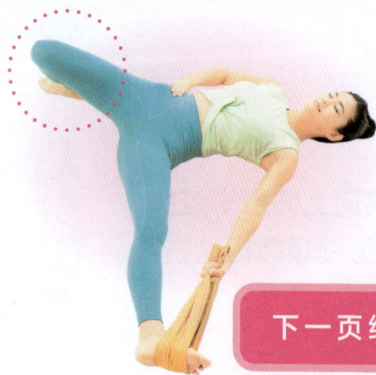

下一页继续 →

— 继续上一页

5 将右腿向后拉，同时将右膝压向地面。

关键点

当右脚踝向外侧伸展时，右膝更容易贴近地面。

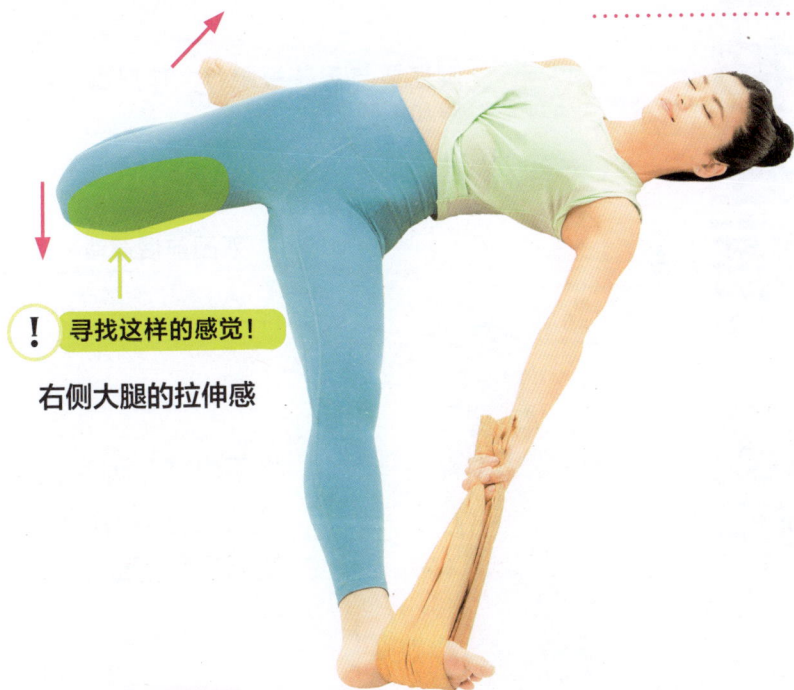

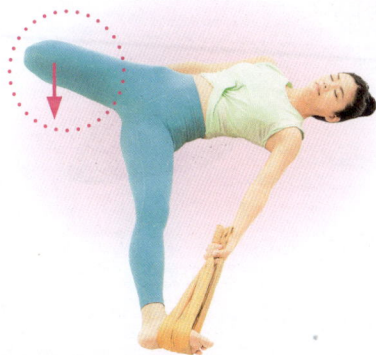

！ 寻找这样的感觉！

右侧大腿的拉伸感

如果无法抓住脚踝，可以尝试以下方法：

6 右膝立起并向内倾斜，对右大腿的拉伸也有效果。换另一侧进行同样的动作。

※ 僵硬的一侧可以延长练习时间。

坐骨神经痛、腰痛

通过放松梨状肌和骶髂关节，缓解症状

这样的自我身体疗愈具有显著的疗效

腰部的左右摆动放松

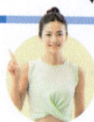

（课程目标）放松梨状肌和骶髂关节

脚底要与天花板平行，伸展脚踝和小腿

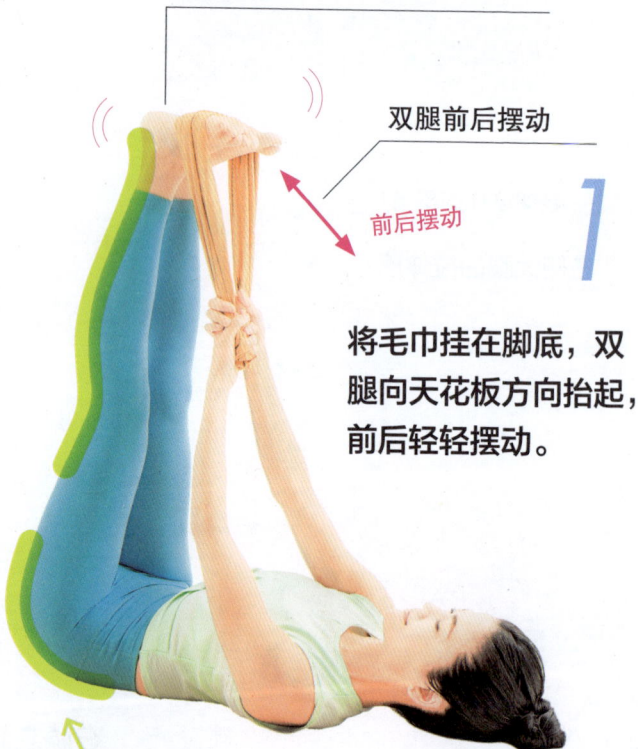

双腿前后摆动

前后摆动

1

将毛巾挂在脚底，双腿向天花板方向抬起，前后轻轻摆动。

！寻找这样的感觉！

腰部的拉伸感

· · · · · 关键点 · · · · · ·
颈部放松。

下一页继续 →

← 继续上一页

2 放下双腿，脚掌合拢，双膝打开，左右交替摆动。

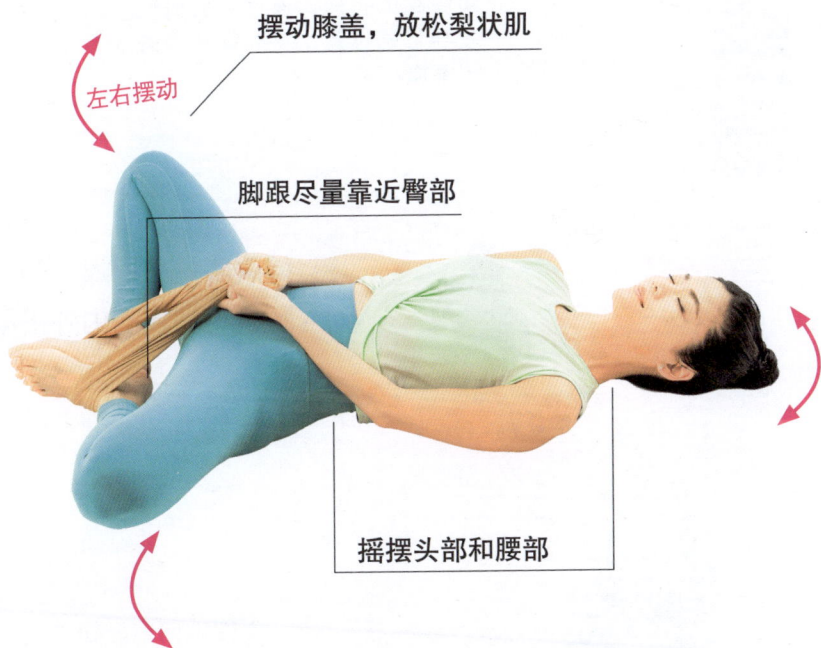

左右摆动

摆动膝盖，放松梨状肌

脚跟尽量靠近臀部

摇摆头部和腰部

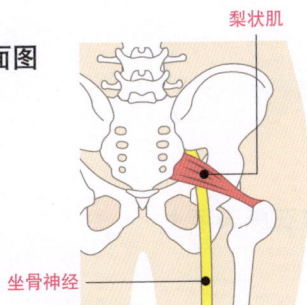

背面图

梨状肌

坐骨神经

笔记

坐骨神经痛是因为梨状肌长期僵硬，压迫到坐骨神经。

膝关节疼痛

通过活动扭转的脚踝，缓解膝关节疼痛

这样的自我身体疗愈具有显著的疗效

脚踝扭转矫正

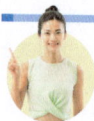

（课程目标）从根本上治疗膝关节的疼痛

笔记

膝关节疼痛通常是因为髋关节和脚踝的扭转，通过将它们恢复到正确位置，可以缓解膝关节疼痛。

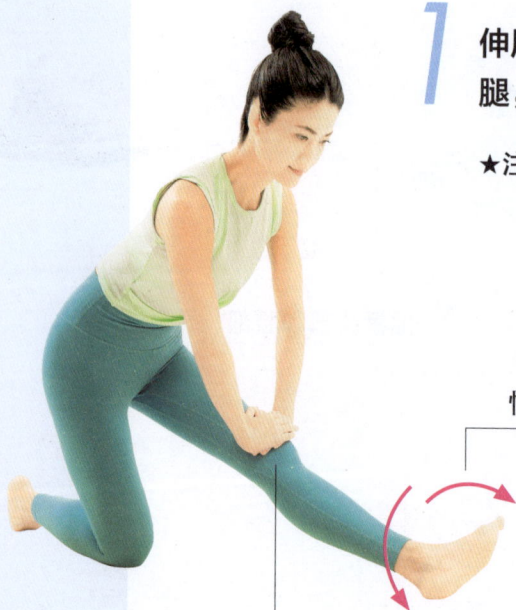

1

伸展膝关节疼痛一侧的腿，将脚踝向内外扭动。

★注意不要摔倒

慢慢地向内外扭动

双手放在膝关节上

下一页继续 →

← 继续上一页

2 将毛巾交叉挂在脚踝上，双手各握手巾一端。

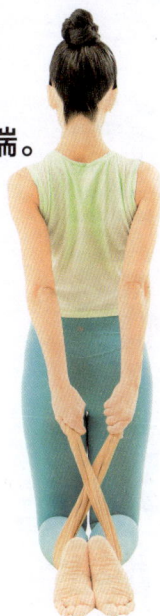

3 将左右脚跟和脚趾靠拢，躯干前倾。

★ 如果此时感到脚踝或膝关节疼痛，请回到步骤2，并上下摆动腰部约5次

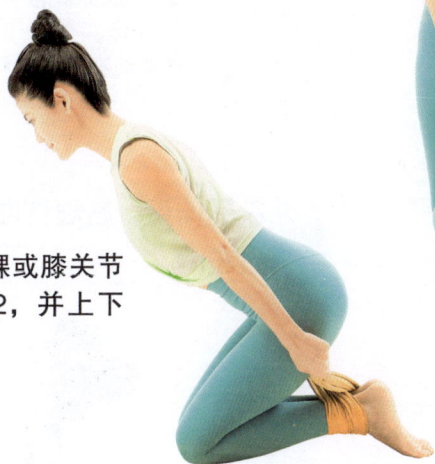

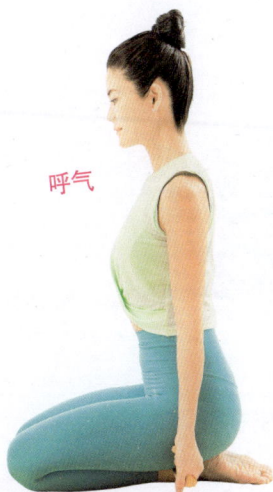

呼气

4 慢慢将臀部放在脚跟上，坐正。

★ 如果感到疼痛，不要勉强坐正

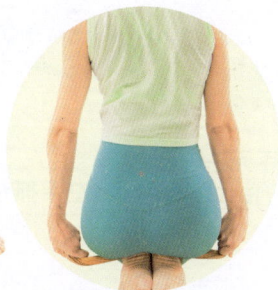

· · · · · 关键点 · · · · ·

确保左右脚跟和脚趾靠拢，这样才可以纠正脚踝和膝关节的位置。

行走时脚和腰酸痛

通过放松腿部外侧和臀部肌肉，缓解行走时的酸痛

这样的自我身体疗愈具有显著的疗效

单脚前屈

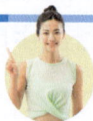

（课程目标）纠正骨盆的左右不对称

笔记

单脚前屈适合在步行后进行，有助于矫正骨盆的左右不对称。

1 左腿伸直，右腿弯曲并跨过左腿。

右手抓住左脚脚踝（小趾侧）

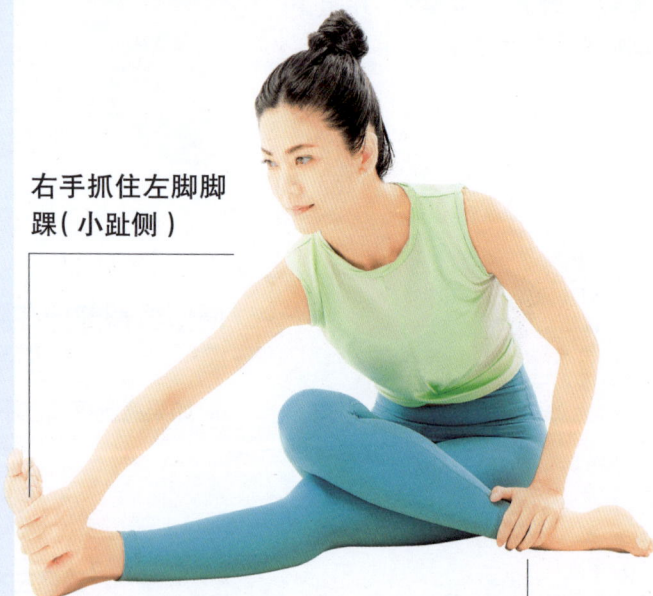

★ 如果手无法够到脚踝，可以用毛巾辅助

左手抓住右脚脚踝

下一页继续 →

← 继续上一页

2　慢慢呼气并前屈，放松左腿外侧、后侧和臀部的肌肉。

关键点

伸展的重点不在于前屈的幅度，而在于左腿外侧、后侧和臀部肌肉的伸展。通过消除这些部位肌肉的紧张，缓解行走时的酸痛。

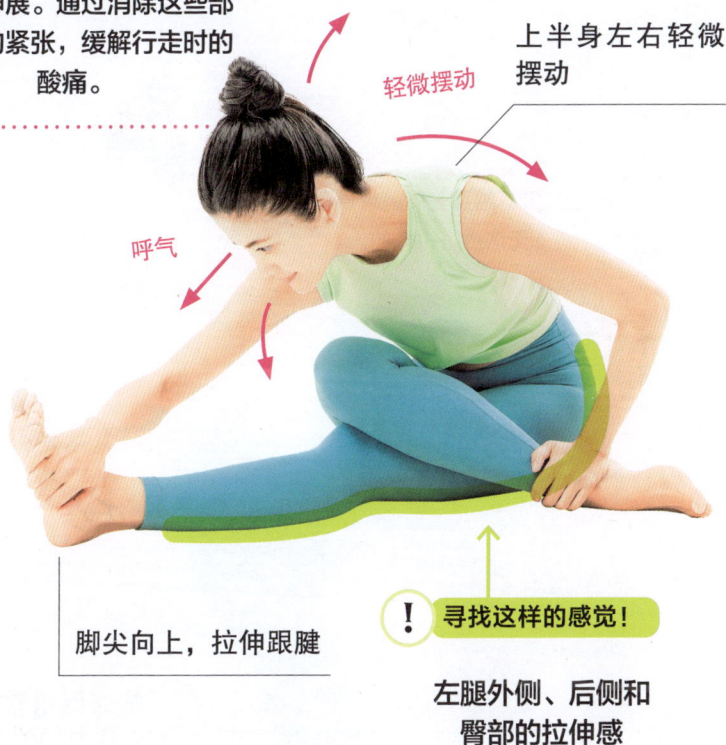

轻微摆动

上半身左右轻微摆动

呼气

脚尖向上，拉伸跟腱

! 寻找这样的感觉！

左腿外侧、后侧和臀部的拉伸感

3　另一侧进行同样的动作。

※ 僵硬的一侧可以延长练习时间。

五十肩

通过活动肩关节周围的肌肉，缓解肩关节的炎症

这样的自我身体疗愈具有显著的疗效

墙壁俯卧撑

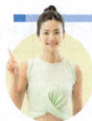

（课程目标）活动肩关节周围的肌肉，以改善血液循环

1 双手撑在墙上。

•••••• 关键点 ••••••

推荐给那些肩膀疼痛，无法进行拉伸的人。

★ 患严重肩关节炎的人不要勉强进行

手指的朝向应调整到舒适的位置

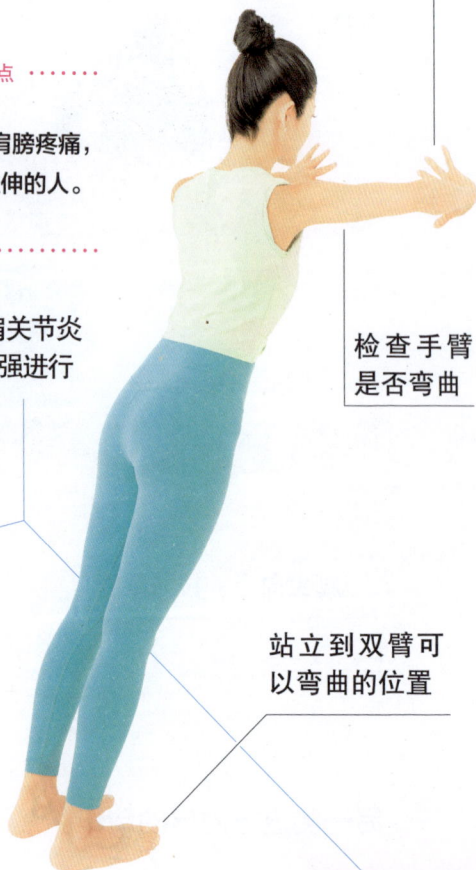

检查手臂是否弯曲

站立到双臂可以弯曲的位置

下一页继续 →

← 继续上一页

进行30次左右

2 进行约30次墙壁俯卧撑，同时改变手指的朝向。

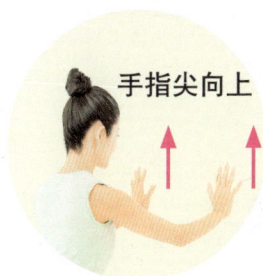

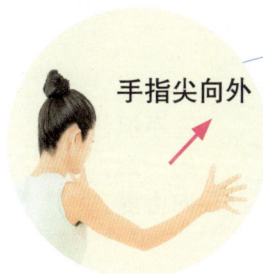

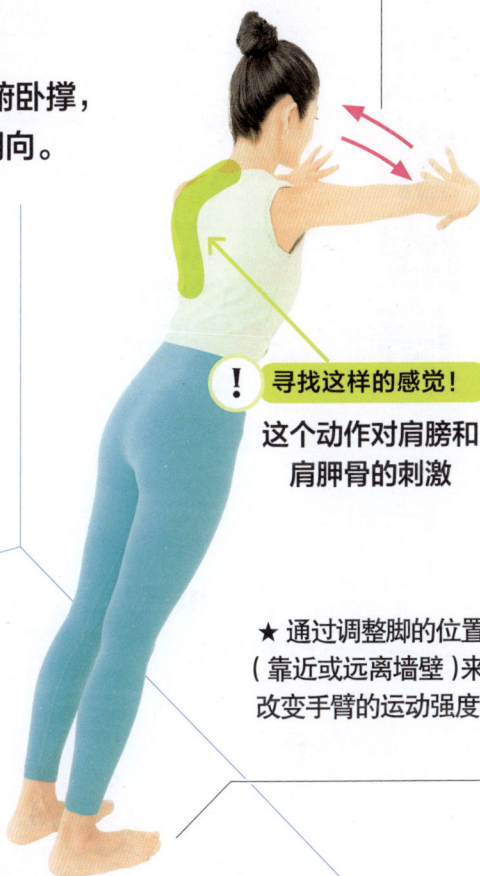

手指尖向上

手指尖向外

! 寻找这样的感觉！

这个动作对肩膀和肩胛骨的刺激

★ 通过调整脚的位置（靠近或远离墙壁）来改变手臂的运动强度

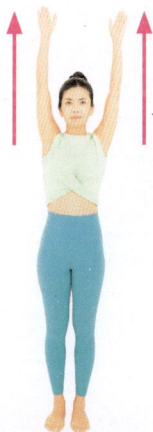

如果手臂更容易抬起，说明血液循环得到改善

3 几天后，检查肩膀的活动范围。

拉伸小肠经和三焦经，疏解血液和淋巴液的瘀滞

颈部酸痛

颈部放松

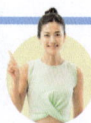

（课程目标）缓解颈部的紧张，改善血液循环

1

右手尽量向上拉毛巾

呼气
深呼吸

将毛巾卷到左手上。

左手抓住毛巾的一端，背部向上提

! 寻找这样的感觉！

这个动作对左臂和肩胛骨的刺激

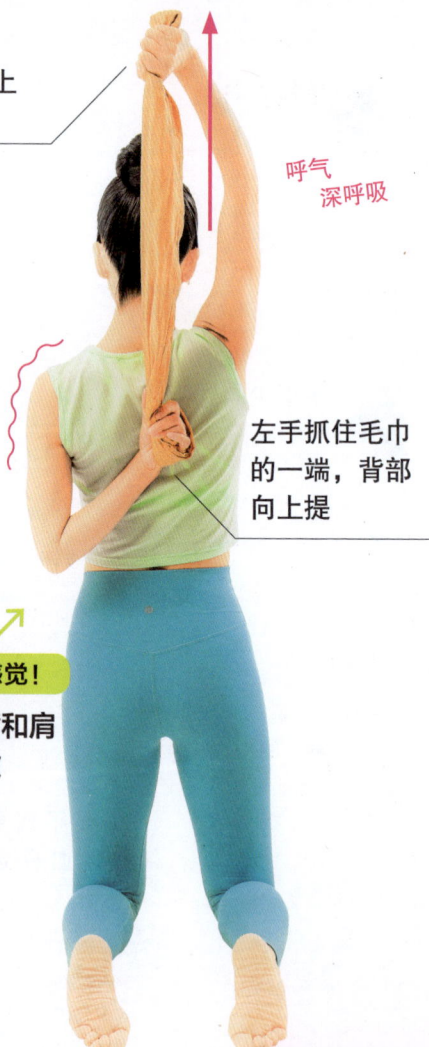

下一页继续 →

← 继续上一页

2

将毛巾挂在右肩上，
头部慢慢倒向右侧，
伸展左侧颈部。

头部慢慢倒向右侧

呼气
深呼吸

! 寻找这样的感觉！ →

左肩向下沉，肩颈的
拉伸感

左臂放松

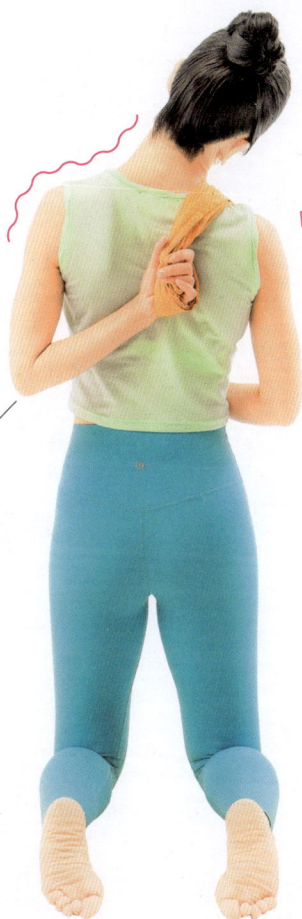

3

另一侧进行同样的动作。

※ 僵硬的一侧可以延长练习时间。

颈部前倾

通过伸展颈部，缓解颈部紧张，改善血液循环

这样的自我身体疗愈具有显著的疗效

伸展颈部

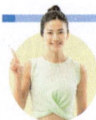

（课程目标）缓解颈部的紧张，改善血液循环

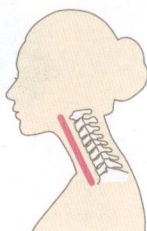

前倾的颈椎

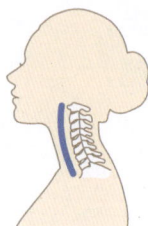

正常的颈椎

笔记

如果颈椎恢复到正常的"C"形，可以改善头痛和肩颈酸痛。

1

头部慢慢向下压

用双手支撑下巴，头部慢慢向下压，缓慢伸展颈部。

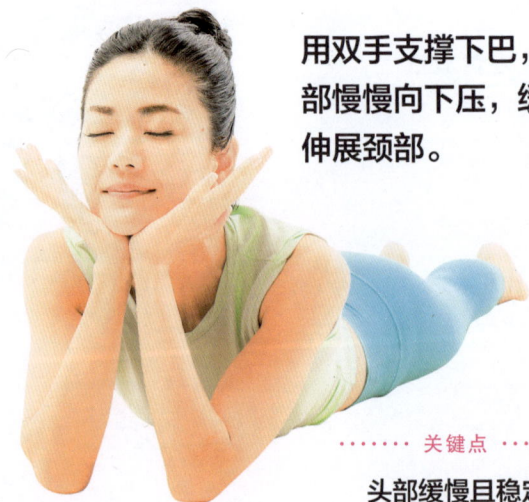

······ 关键点 ······

头部缓慢且稳定地下压，一定不要用力过猛。

下一页继续

← 继续上一页

2

慢慢
左右移动

慢慢左右移动头部。

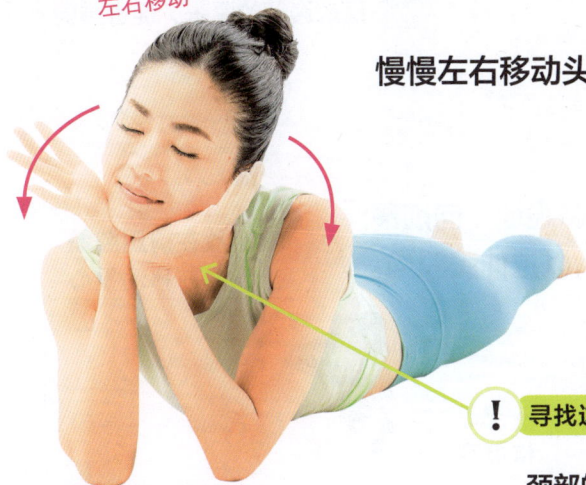

· · · · · 关键点 · · · · ·

头部轻轻移动。

· · · · · · · · · · · · · · · · · · · ·

! 寻找这样的感觉！

颈部的拉伸感

★ 颈部是易受伤的部位，
因此不要用力过大，感
觉到拉伸时就停下

慢慢
左右移动

在办公室也能做！

· ·

将手肘放在桌子上进行练习。

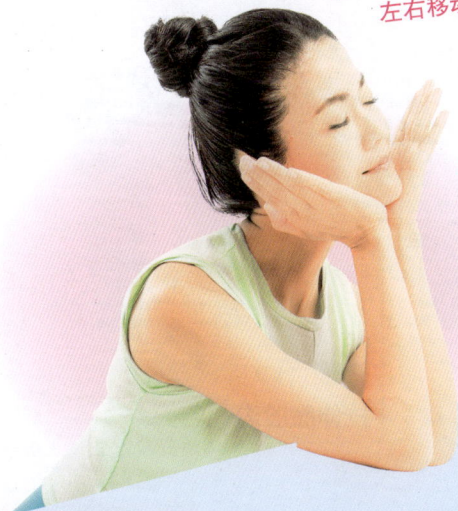

便秘

通过放松髂腰肌，缓解腰椎神经的紧张，是缓解便秘的关键

这样的自我身体疗愈具有显著的疗效

拉伸腹股沟

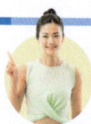

（课程目标）缓解腰部的紧张，促进排便

单膝跪地，向前移动，以拉伸腹股沟。

1

双手放在前腿膝盖上，向前移动重心

背部保持挺直

笔记
这个动作可以同时放松连接上下半身的髂腰肌。

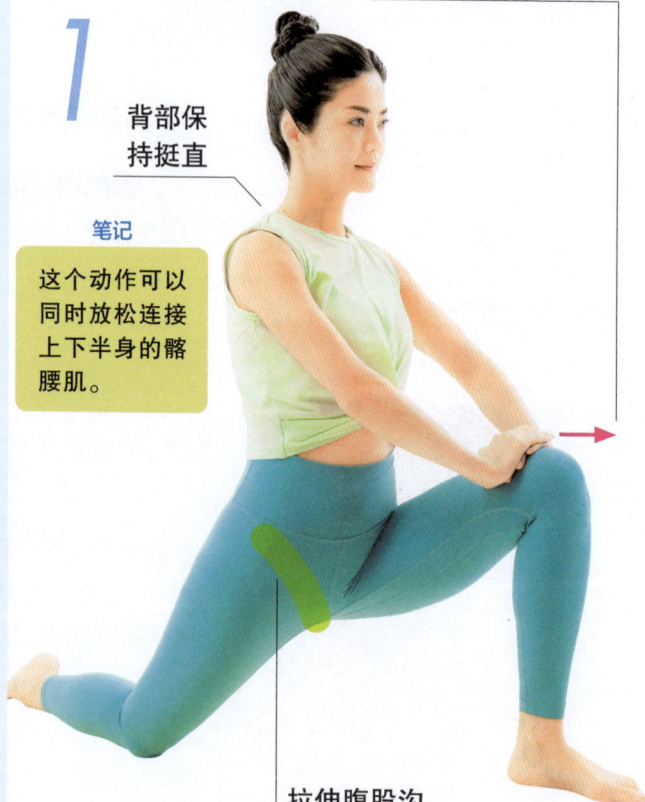

拉伸腹股沟

下一页继续 →

← 继续上一页

神经

髂腰肌

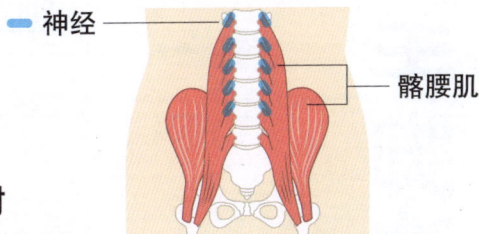

2 伸展髂腰肌的同时按摩右侧腹部。

笔记

放松髂腰肌可以缓解腰部神经张力，从而帮助排便。

放松紧张的腰椎和腰部神经

重心前移

轻轻按摩侧腹部

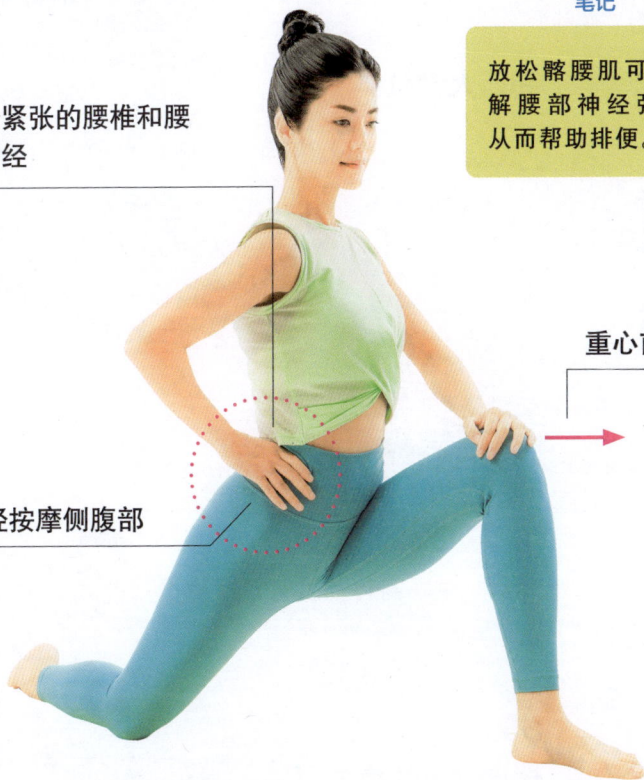

★ 注意避免跌倒

3 另一侧进行同样的动作。

※ 僵硬的一侧可以延长练习时间。

手脚冰凉、浮肿

通过刺激足部周围の条经络上的穴位，消除身体内部的瘀滞

这样的自我身体疗愈具有显著的疗效

脚趾放松

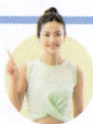

（课程目标）消除脚踝附近的瘀滞

1

翘起大脚趾。

感受短时间的刺激

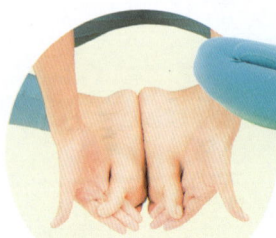

用4根手指向上提起大脚趾

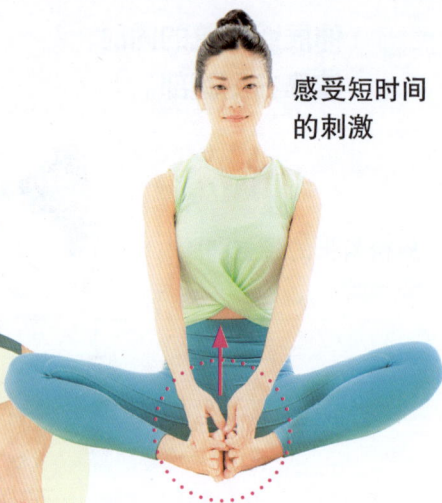

2

慢慢地大幅度向外旋转大脚趾。

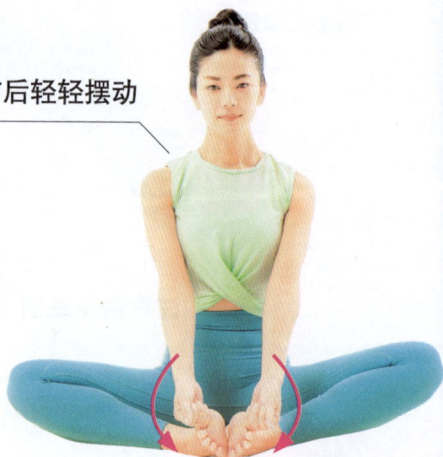

身体前后轻轻摆动

下一页继续 →

← 继续上一页

3

用脚跟踩住另
一只脚的脚掌。

····· 关键点 ·····
双手轻轻转动膝
盖，可以更好地
刺激跟腱。
··················

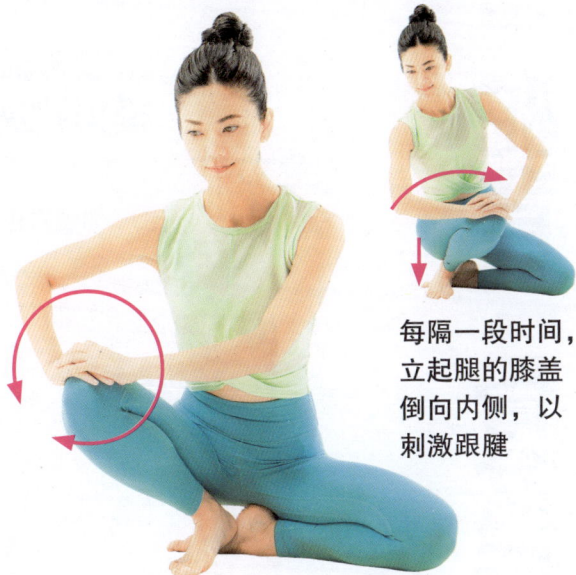

每隔一段时间，
立起腿的膝盖
倒向内侧，以
刺激跟腱

一边寻找酸痛点，
一边移动脚跟

双手放在膝
盖上，尽量
张开双膝

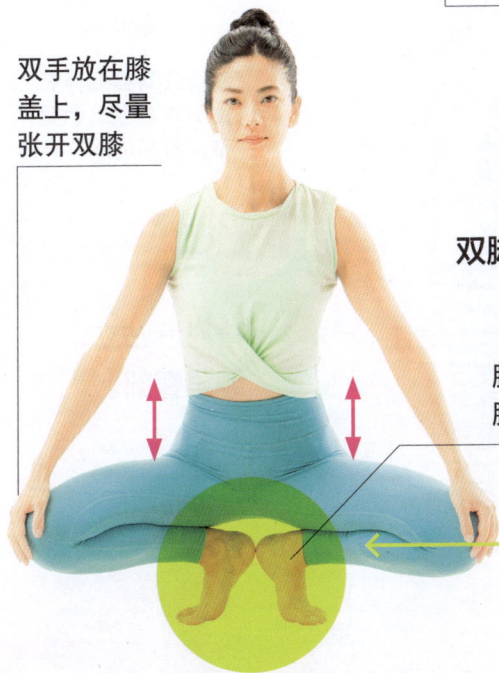

4

双脚轻轻上下弹动约1厘米。

脚跟贴在一起，用前
脚掌支撑身体

！寻找这样的感觉！
这个动作对脚踝前部和
跟腱的刺激

驼背、骨盆后倾

通过增强臀部的肌肉来支撑骨盆，改善姿势

这样的自我身体疗愈具有显著的疗效

锻炼臀部肌肉
模拟跳绳

（课程目标）为建立正确姿势奠定基础

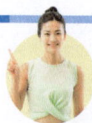

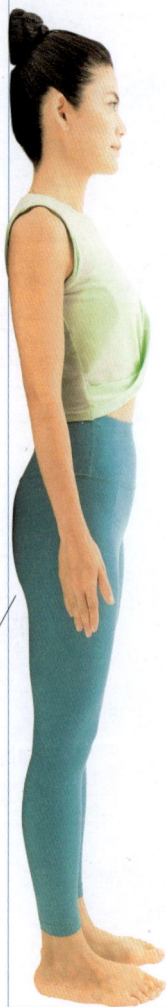

臀部用力收缩

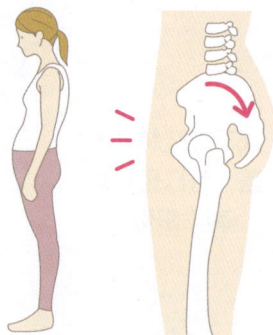

笔记

驼背或骨盆后倾是
由下半身肌肉力量
不足引起的。

1 背靠墙站立，
绷紧臀部。

下一页继续 →

← 继续上一页

2

绷紧臀部的同时，以跳绳的节奏上下抬起脚跟数十次。

臀部用力收缩

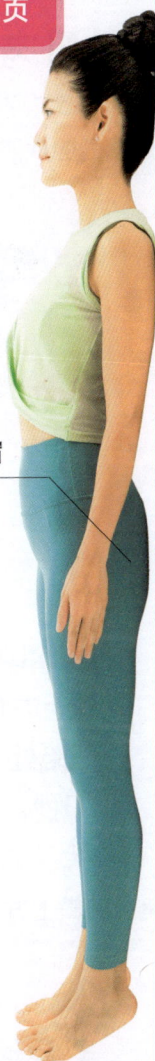

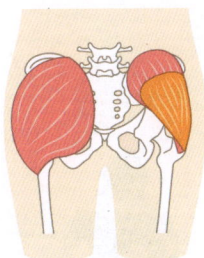

······ 关键点 ······

臀部肌肉的增强是维持姿势的关键。

上下运动几十次

推荐这个臀部训练

在大腿下方套上皮带或毛巾，双腿张开反复做横向运动，这样的运动也对臀部有锻炼效果。

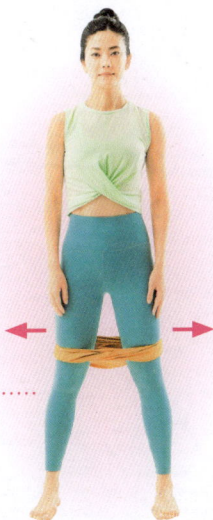

眼部疲劳

通过刺激穴位和按压缓解眼部周围的紧张，促进血液循环

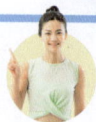

这样的自我身体疗愈具有显著的疗效

放松耳朵周围的肌肉

（课程目标）促进眼周的血液循环

1 远眺。

通过远眺放松眼部肌肉

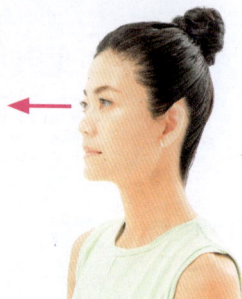

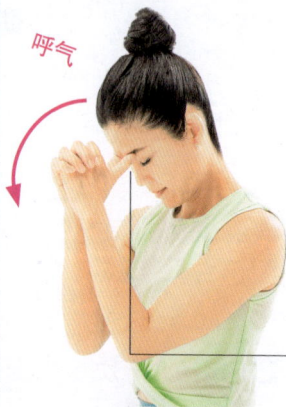

呼气

2 用拇指按压眼球上方的眉骨凹陷处，保持10秒。

眼角的略微上方

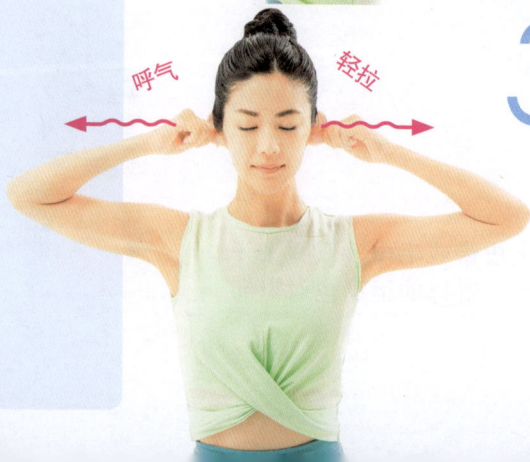

呼气　轻拉

3 轻轻拉扯耳朵10秒。

下一页继续 →

← 继续上一页

一边呼气，一边用双
手中指按压

轻轻按压　　呼气

4 双手中指按压后脑勺
下方的凹陷处的穴
位，呼气的同时按压
10秒。

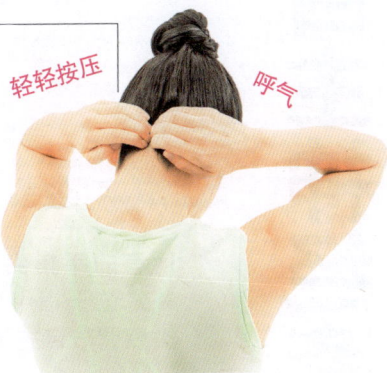

后脑勺下方的凹陷处的穴位

该部位为发际处微凹的区域，按压该
穴位具有缓解眼疲劳、头痛和肩颈酸
胀等功效。

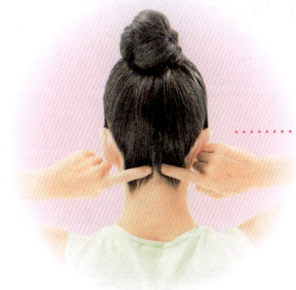

笔记

这个练习也有助于
从睑板腺（如下图所
示）分泌油脂，对改
善眼干燥症具有积
极作用。

睑板腺

用力

5

用力闭眼10秒。

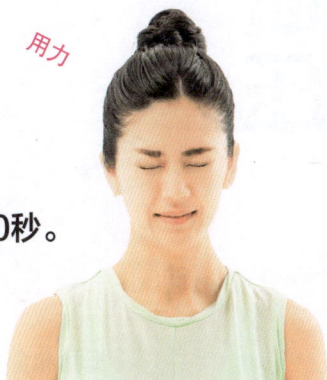

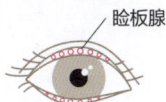

自主神经紊乱、高血压

通过调节交感神经和副交感神经的平衡，改善自主神经紊乱

这样的自我身体疗愈具有显著的疗效

按压井穴

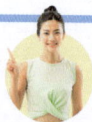

（课程目标）放松交感神经的紧张

"井穴"位置

井穴

所有的手指尖都有井穴的存在。井穴位于指甲后缘两侧，这是一类能调节自主神经紊乱的穴位。

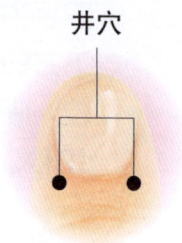

用手指轻轻按压井穴

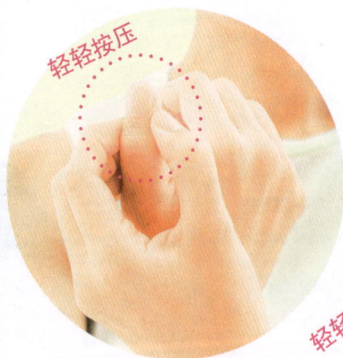

轻轻按压

摆动被按摩的那只手

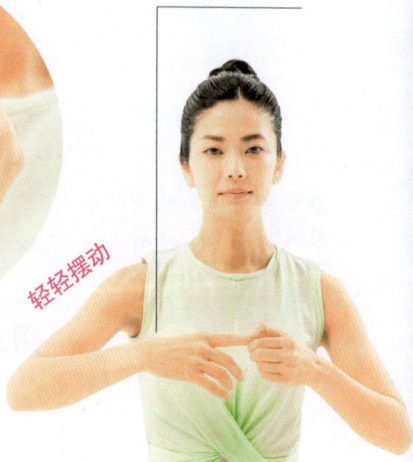

轻轻摆动

····· 关键点 ·····

拇指和食指夹住
骨头两侧。

偏头痛、耳鸣

通过刺激三焦经、放松耳后，缓解症状

这样的自我身体疗愈具有显著的疗效

提拉乳突

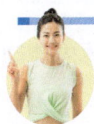

(课程目标) 改善颈部周围的血液循环和淋巴循环

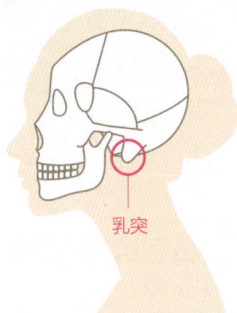

乳突

向上提拉乳突

慢慢左右摆动头部

中指和食指轻轻捏住乳突，左右摆动头部

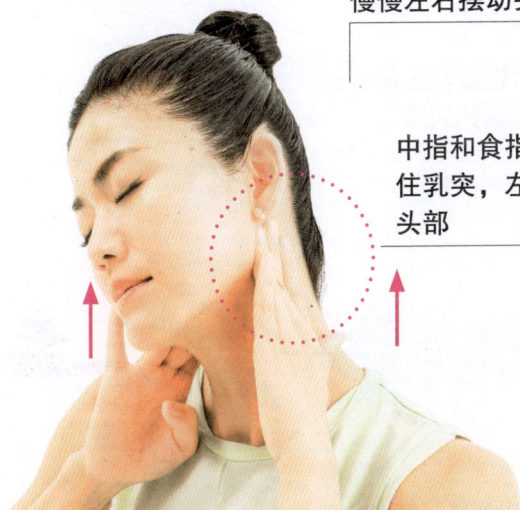

刺激三焦经上的穴位（见38页）和"站姿按摩7分钟课程"（见96页）也有效。

····· 关键点 ·····

向右摆动头部时，轻轻提拉左侧乳突；向左摆动头部时，轻轻提拉右侧乳突。

呼吸浅

通过腹式呼吸，将副交感神经置于主导地位，缓解失眠

这样的自我身体疗愈具有显著的疗效

30 秒呼吸法

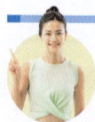

（课程目标）促使氧气和"气"在人体内流动

1 鼻子吸气10秒。

手轻放在腹部，感受腹部的膨隆

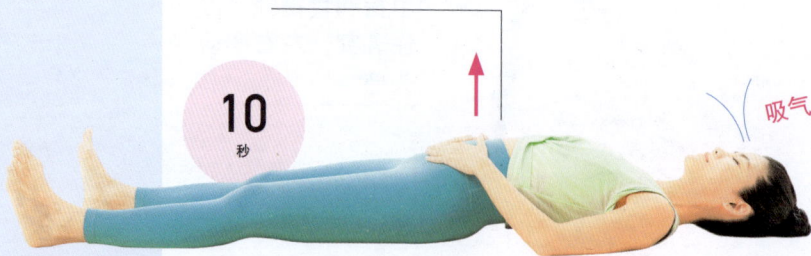

10
秒

吸气

★如果觉得辛苦，可以将每个阶段的时间缩短到7秒左右

下一页继续 →

← 继续上一页

2　屏住呼吸10秒。

屏住呼吸，保持腹部的膨隆

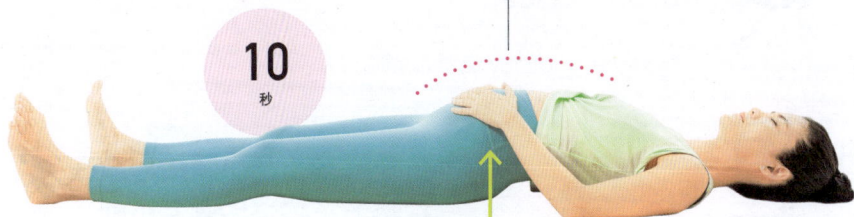

10
秒

! 寻找这样的感觉！

轻轻地拍打腹部，确认
一下腹部的膨隆感

10
秒

吐气，感受腹部回落
到平坦状态

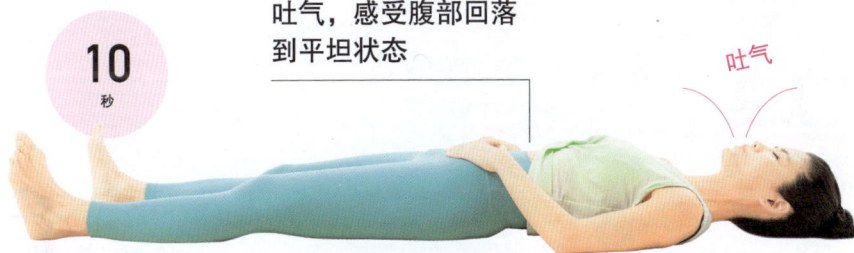

吐气

感受腹部的膨隆和
收缩，放松腰部

3　慢慢从口中呼
气10秒。

4　进行两次这样的
循环。

失眠、更年期不适

通过放松下半身，诱导身体进入睡眠模式

这样的自我身体疗愈具有显著的疗效

放松下半身

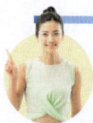

（课程目标）促进身体放松，使副交感神经活动占据主导地位

1 右膝弯曲，左小腿抬起放在右膝上，轻轻按摩左小腿。

慢慢地来回按摩

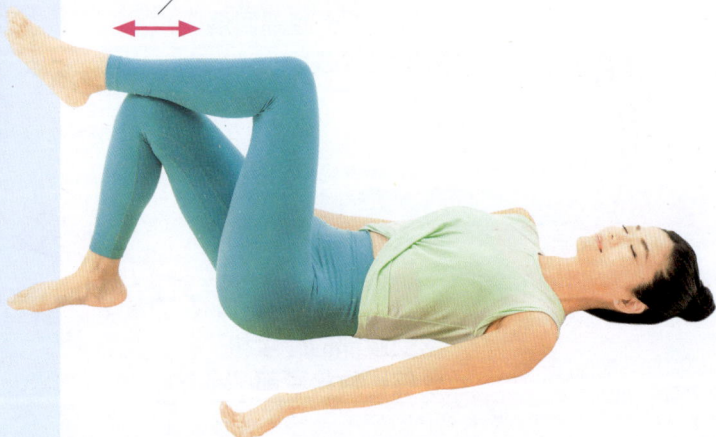

············ 关键点 ············

小腿是膀胱经（见37页）的通道，按摩小腿可以缓解瘀滞，放松大脑。

下一页继续 →

← 继续上一页

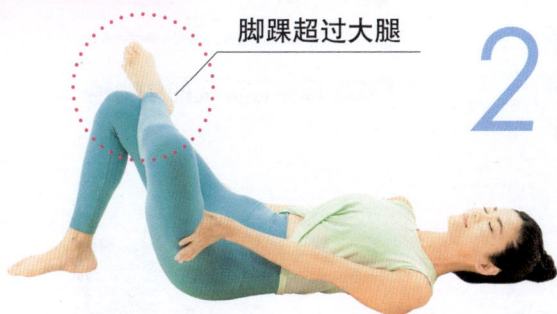

脚踝超过大腿

2 左脚跨过右大腿，
左手按住左大腿，
打开膝盖。

······ 关键点 ······

用力并持续向外按压
左大腿。

拉伸

3 左腿伸直，脚掌朝向
天花板，用毛巾向下
拉脚掌。

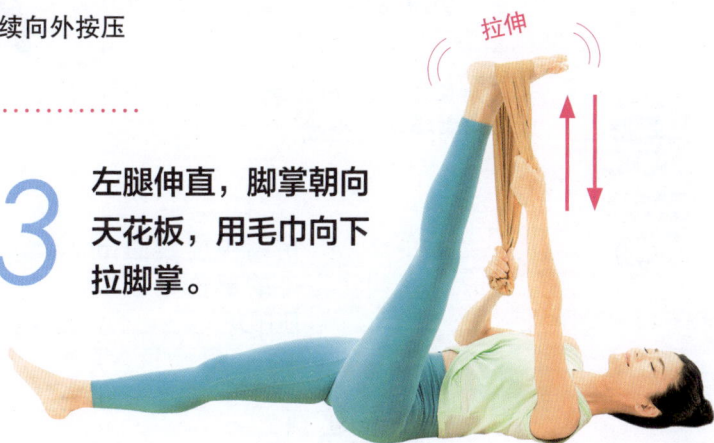

4 另一侧进行同样的动作。

5 进行腹式呼吸。

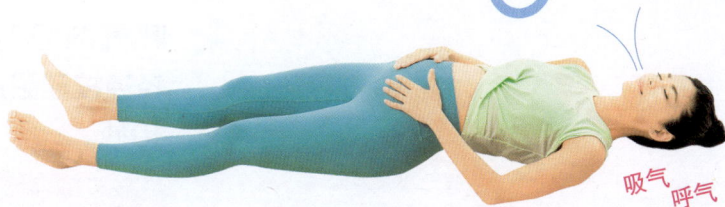

吸气　呼气

起床困难、疲劳

通过调整生物钟，纠正睡觉和觉醒的时间

这样的自我身体疗愈具有显著的疗效

刺激眼部

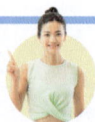

（课程目标）调整你混乱的生物钟

1 早晨，沐浴在阳光下。

阴天和雨天也可以利用明亮的室内光线

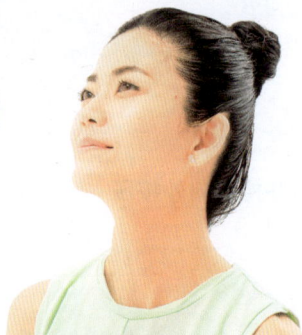

用图中虚线圈出来的部位轻轻按压眼球

呼气

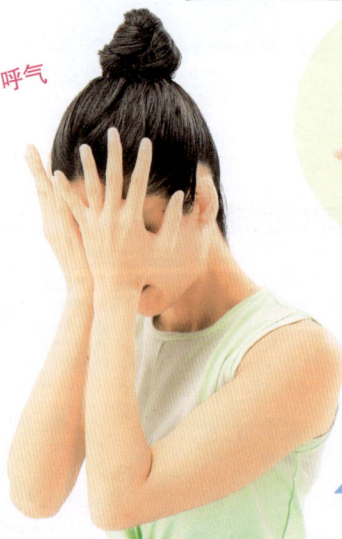

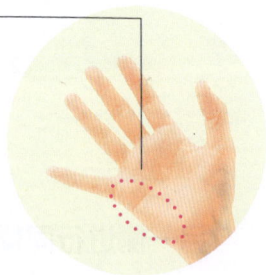

2 呼气的同时，轻轻按压眼球10秒。

下一页继续 →

← 继续上一页

3 用拇指轻轻按压眼球上方的眉骨凹陷处10秒。

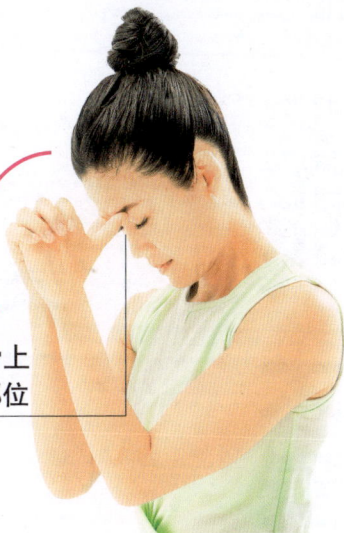

呼气

按压位置在眉骨上方稍微凹陷的部位

用力

4 用力闭眼。

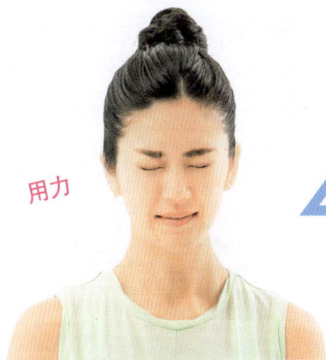

5 提拉乳突（见75页）。

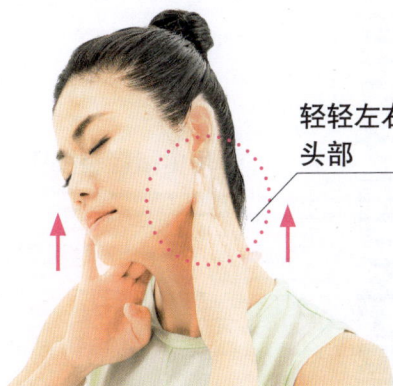

轻轻左右摆动头部

6 再次沐浴在阳光下。

紧张、不安、惊恐障碍的舒缓方法

通过按压膻中穴来放松

按压膻中穴

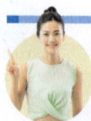

(课程目标) 缓解心情紧张、焦虑

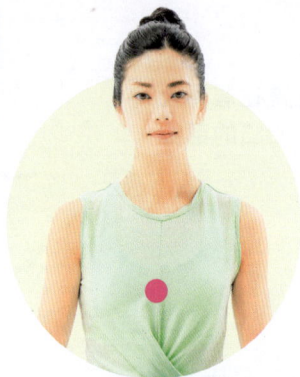

膻中穴

膻中穴位于两乳头连线的中点，按压膻中穴具有缓解压力、舒缓情绪的作用。

用中指按压膻中穴，同时缓慢呼气

呼气

用中指轻轻按压

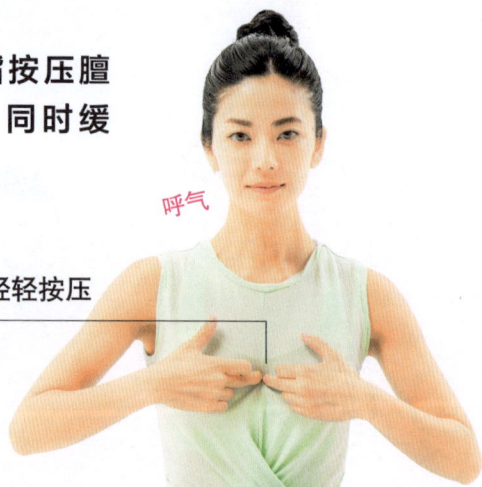

········· 关键点 ·········

结合30秒呼吸法（见76页）一起练习，效果更佳。

82

视频清晰演示，效果倍增！效果惊人的4个课程

认真练习3分钟、5分钟、7分钟、20分钟的4个课程，可以有效刺激穴位和经络，改善血液循环。无论选择哪个课程，都能减轻疼痛和僵硬，使身心放松。如果连续完成4个课程，总共约35分钟，身体会感到更加轻松舒适！

将4个课程的效果最大化的要点

根据时间和场景选择适合的课程

3 分钟、7 分钟课程，在办公室也可以实践。想要调整骨盆可在入睡前进行 20 分钟的练习。

※ 课程的时间可以根据各自的情况调整。

标准地连续完成 4 个课程，将使身体更轻松！总计约 35 分钟

在这种情况下，按照 3 分钟、5 分钟、7 分钟和 20 分钟的顺序完成课程将获得更好的效果。

若感到不适，请勿勉强，建议缓慢停止动作

根据自己的节奏练习，切勿急躁。

在熟练掌握之前，边看书和视频边实践

选择从喜欢的课程开始吧

附带视频的4个课程介绍

* 扫描下方二维码可以观看视频。

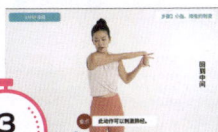

按摩 3分钟课程

用指尖按压拇指、小指和手腕的经络，促进血液循环，调节自主神经。

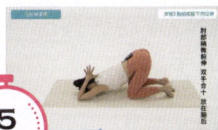

四足跪姿按摩 5分钟课程

将注意力放在容易出现经络瘀滞的手腕上，按摩腋下、胸部、背部和小腿，缓解紧张。

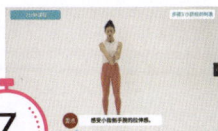

站姿按摩 7分钟课程

刺激小肠经、三焦经、大肠经，按摩这些经络上的穴位可以缓解疼痛、僵硬、眼疲劳。

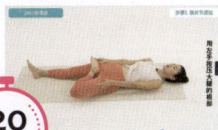

仰卧骨盆调整 20分钟课程

深入按摩骨盆，缓解下半身疲劳和疼痛，推荐在睡前进行，有助于促进睡眠。

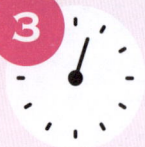

3 分钟

按摩 3分钟课程

用指尖按压拇指、小指和手腕的经络，促进血液循环，调节自主神经

扫描二维码观看视频

步骤 **1**

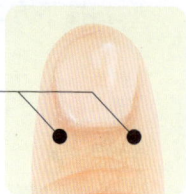

3 分钟

刺激井穴

自主神经调节

井穴

1 使用手指按压井穴。

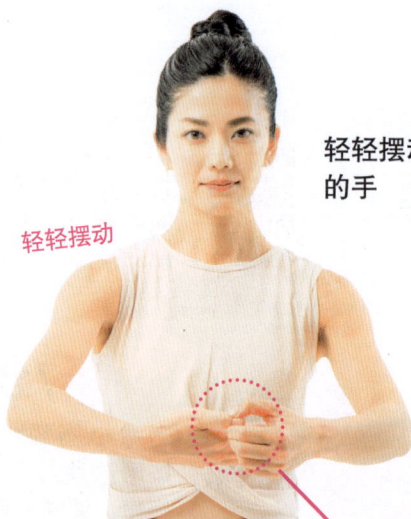

轻轻摆动被按压的手

轻轻摆动

········ 关键点 ········

用拇指指腹和食指骨头夹住更容易施加压力。

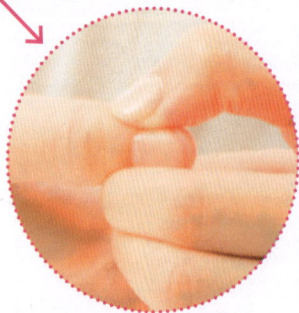

步骤 2

3 分钟

小指、拇指的刺激

拉伸指尖经络，缓解堵塞

2 按压右手小指。

笔记

通过按压小指，刺激
心经、小肠经(见36页)。

从上方
抓住

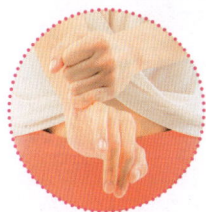

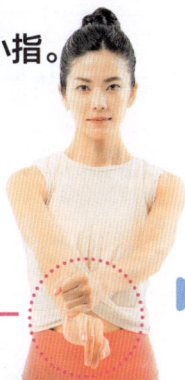

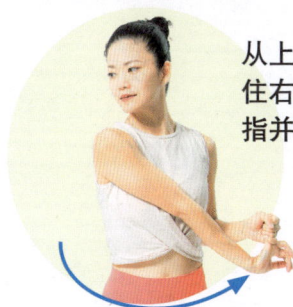

从上方抓
住右手小
指并按压

3 从下方抓住右
手拇指并按压。

右臂向左侧
拉伸

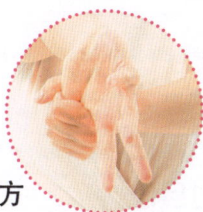

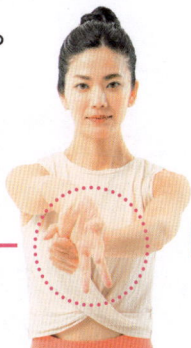

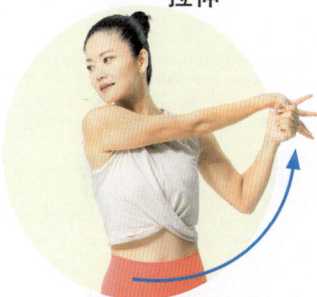

从下方
抓住

笔记

通过拉伸拇指刺激
肺经(见34页) 。

4 用同样的方法按压对
侧手指。

87

肩胛骨周围的肌肉放松

3
分钟

放松紧绷的背部，缓解腱鞘炎

5　右臂向前伸展。

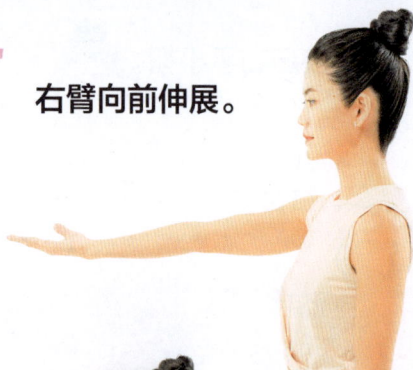

6

将手腕和肘部向内折。

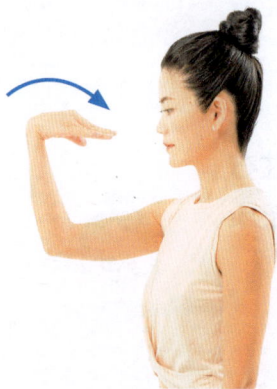

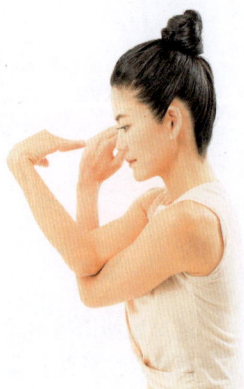

7　左臂向上折，左
肘紧贴右肘且位
于右肘下方。

下一页继续 →

← 继续上一页

8 左手压住右手小指向前推。

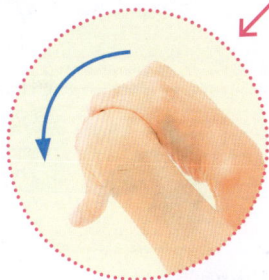

轻轻用力

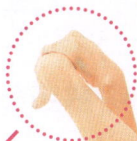

★如果手腕疼痛，可以双手合掌

9 背部弯曲，双臂向左靠近，以拉伸右背部。

轻轻晃动

上下左右轻轻晃动上半身

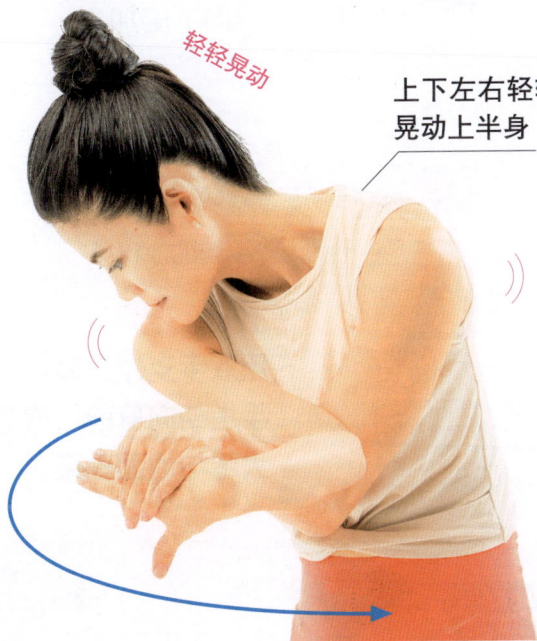

······ 关键点 ······

找到拉伸右背部的感觉。

10 用同样的方法放松左手。

※ 僵硬的一侧可以延长练习时间。

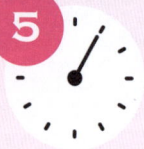

四足跪姿按摩 5分钟课程

将注意力放在容易出现经络瘀滞的手腕上，按摩腋下、胸部、背部和小腿，缓解紧张

▼

扫描二维码观看视频

手腕的刺激

缓解颈部、肩部疲劳和眼部疲劳

轻轻晃动

向前后左右轻轻晃动上半身

1 将双手手背放在地上，轻轻向下施加压力。

! 寻找这样的感觉！ →

手腕的放松感

手指朝向身后

2 用双手支撑身体，左手手掌放在地上，手指朝向身前，背部平直，双膝跪地，大腿与地面垂直。

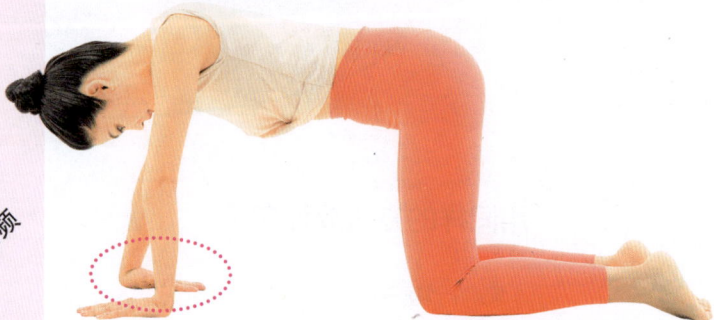

90

步骤 2

5
分钟

按压内关穴

让情绪平静下来

3
将右手伸向左膝。

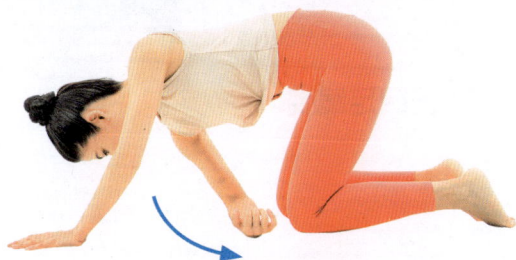

4
用左膝按压右手腕的内侧。

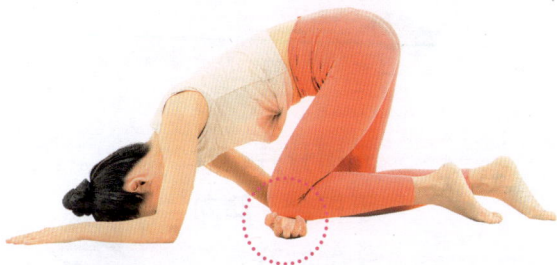

刺激图中位置

让大脑放松的内关穴
（见38页）

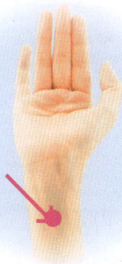

5
向前伸展手臂，将臀部靠在脚跟上休息。

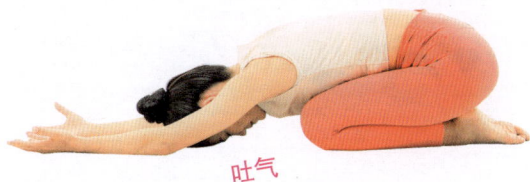

吐气

6
用同样的方法按压左手。

胸部和腋下的拉伸

5分钟

缓解肩膀和背部的紧张，缓解眼睛疲劳

7 呈四足跪姿。

呼气

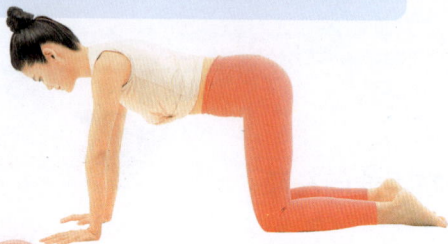

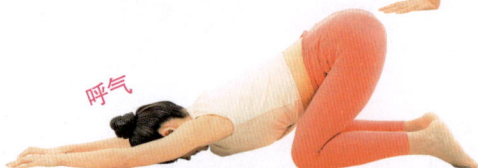

8 向前伸展双臂。

9 五指分开，双手相合，伸向头部后方。

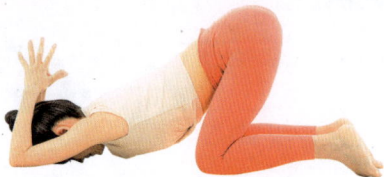

! 寻找这样的感觉！

胸部和腋下的拉伸感

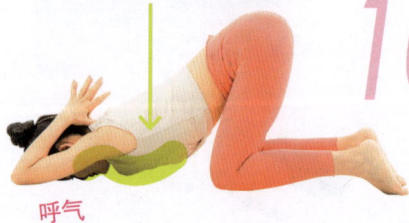

10 每次深呼吸时，将胸部靠近地板。

呼气

呼气

11 向前伸展双臂。

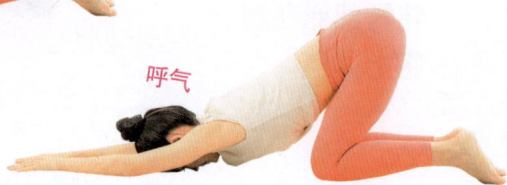

步骤 4

5
分钟

手腕放松

通过按摩手掌来缓解呼吸压力

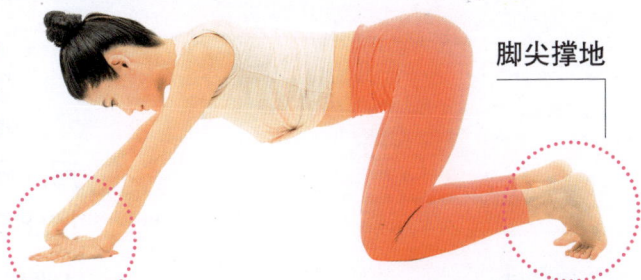

★动作困难的人可以适当将手向回收来调整刺激

脚尖撑地

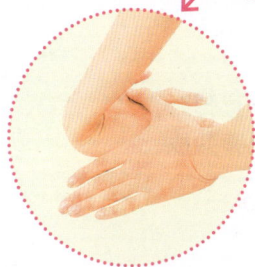

12 右手手掌放在地面上，右手手指朝向左膝，左手手掌按压右手指根。

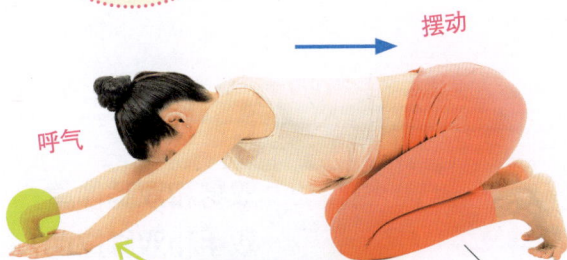

摆动

笔记

刺激在手腕处的心包经、心经、肺经。

呼气

！寻找这样的感觉！

手指、手掌放松

身体轻轻向前后摆动

13 慢慢呼气，将臀部靠向脚跟。

下一页继续 →

93

步骤 **4** 放松手腕

14 按压右手手腕，感受放松。

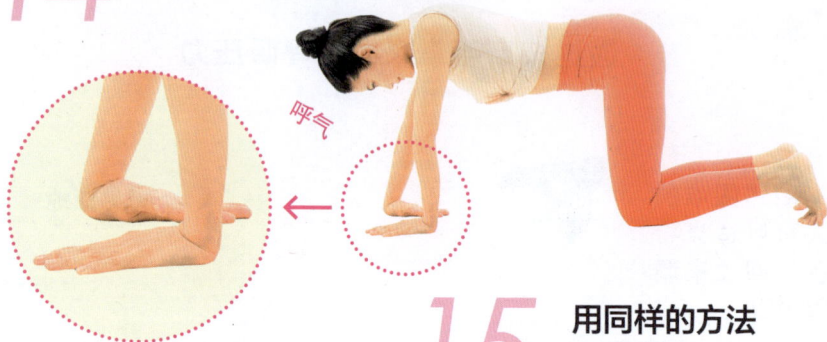

呼气

15 用同样的方法按压左手。

※ 僵硬的一侧可以延长练习时间。

16 回到四足跪姿。

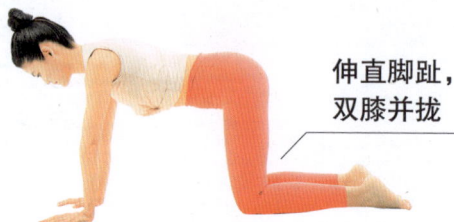

伸直脚趾，双膝并拢

17 双臂和双腿伸直，双手和双脚撑地，臀部指向天花板，臀部轻轻前后摆动。

! 寻找这样的感觉！
腿后侧的放松

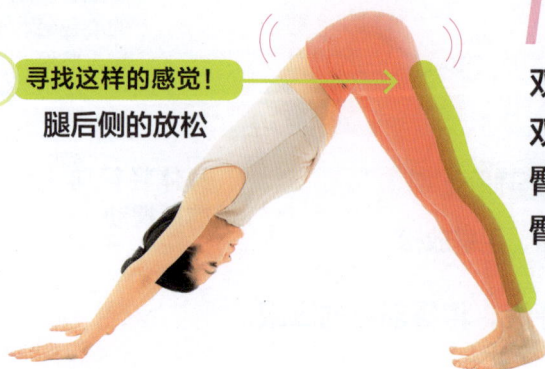

步骤 5

（5 分钟）

踬脚

改善身体冰冷和浮肿

18

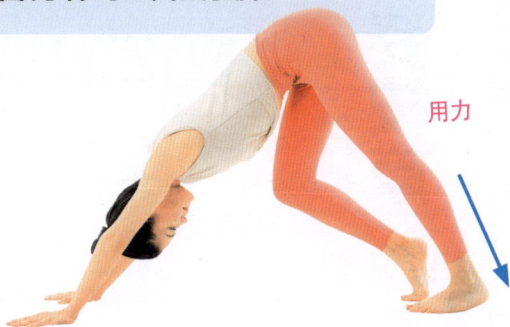

用力

踬右脚。

重复5次

！寻找这样的感觉！
感受腿后侧的放松

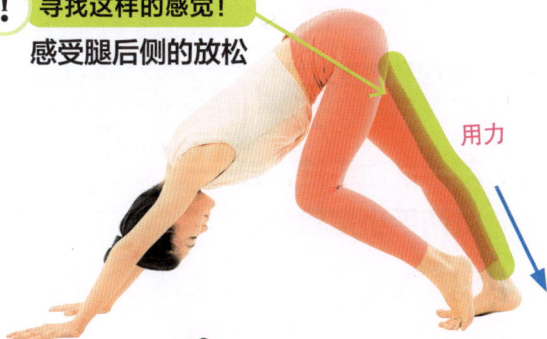

用力

19

踬左脚。

重复5次

21

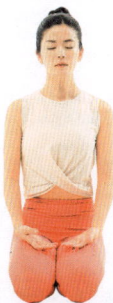

脚跟并拢，呈跪坐姿势，
双手手背放在大腿上，
深呼吸之后结束动作。

20 回到步骤17。

臀部轻轻
前后摆动

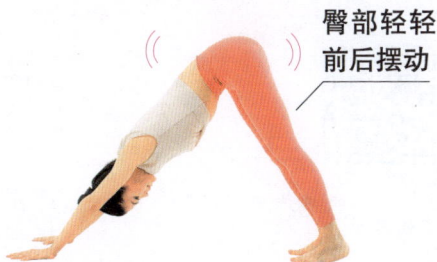

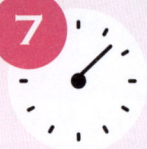

7 分钟

站姿按摩 7分钟课程

刺激小肠经、三焦经、大肠经，按摩这些经络上的穴位可以缓解疼痛、僵硬、眼疲劳

扫描二维码观看视频

步骤 1

7 分钟

僵硬程度检查

检查肩膀和胸部的僵硬度

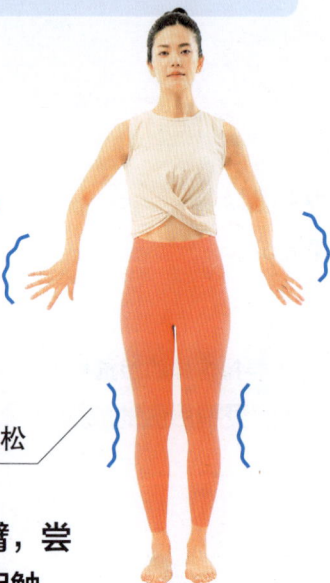

1 摆动双手。

摆动

肩膀和膝盖放松

2 前后摆动手臂，尝试两手小指相触。

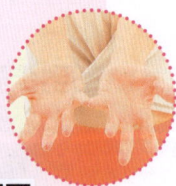

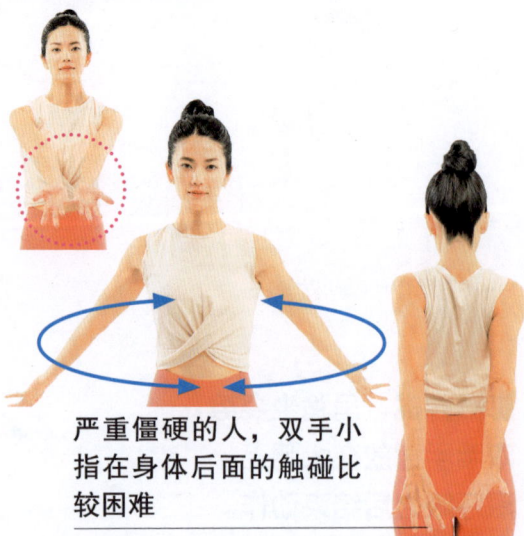

严重僵硬的人，双手小指在身体后面的触碰比较困难

步骤 **2**

7
分钟

大肠经的刺激

松解身体前侧的紧张

3 张开右手拇指和
小指。

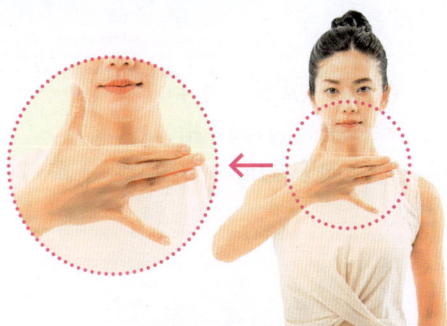

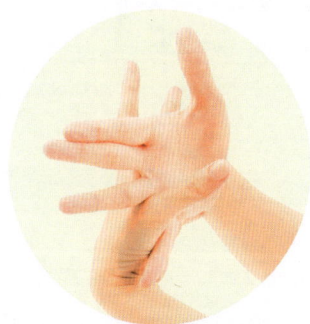

4 左手拇指插入右手小指和
无名指之间。如果感到并
拢困难，可以将中指和无
名指分开。

5 用左手按压右手
的合谷穴。

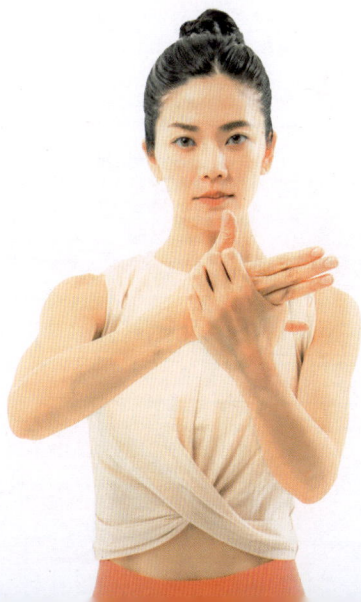

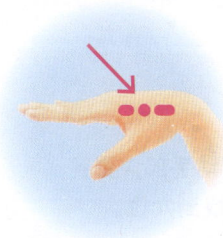

按压图中的位置

大肠经上的合
谷穴（见34页）。

下一页继续 →

6 伸展肘部，按压合谷穴周围。

········ 关键点 ········

在合谷穴周围，左手
除拇指外的4根手指
向下按压。

动作的同时深呼吸

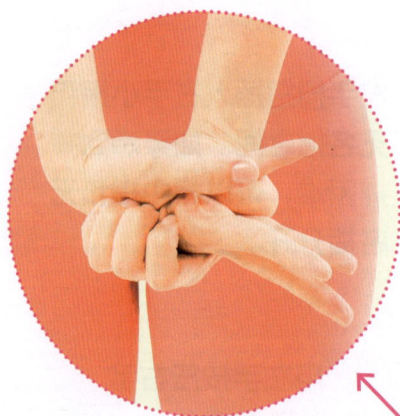

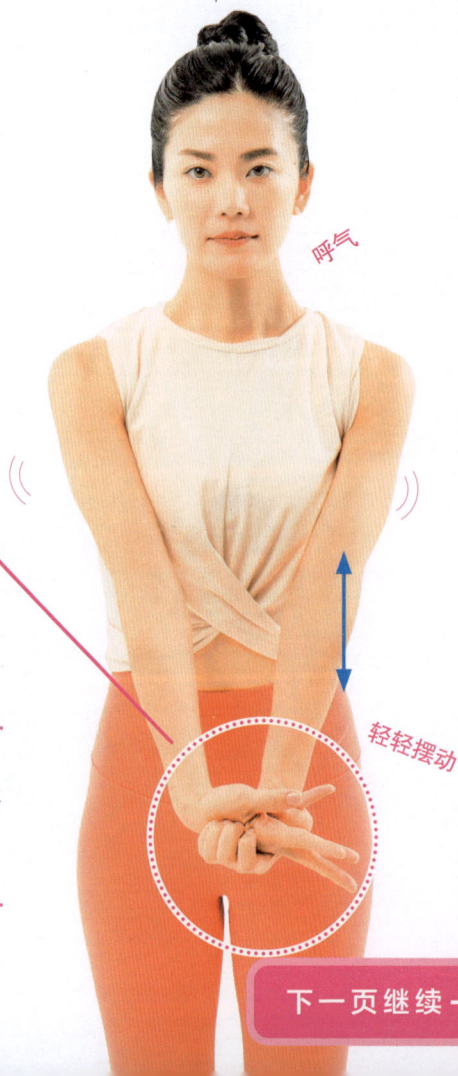

呼气

轻轻摆动

········ 关键点 ········

轻轻摆动手部，更容
易找到穴位。

下一页继续 →

← 继续上一页

7 将双手分开，
右臂伸到前面。

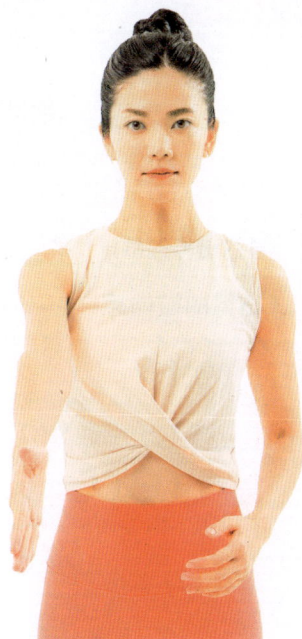

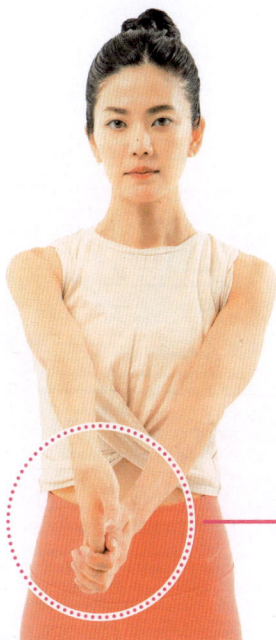

8

用左手按压右手食指
的外侧。

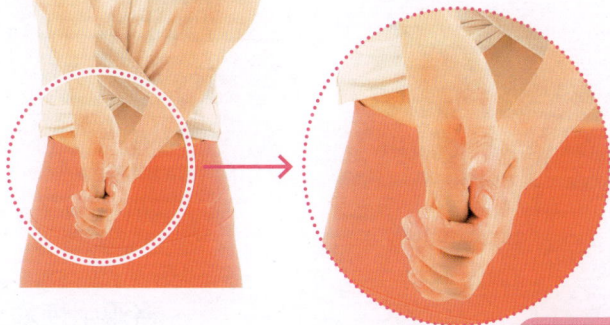

下一页继续 →

← 继续上一页

步骤 **2** 刺激大肠经

9

将双手移到左侧腰部。

! **寻找这样的感觉！**
右臂的拉伸感

伸直右臂，
向左侧移动

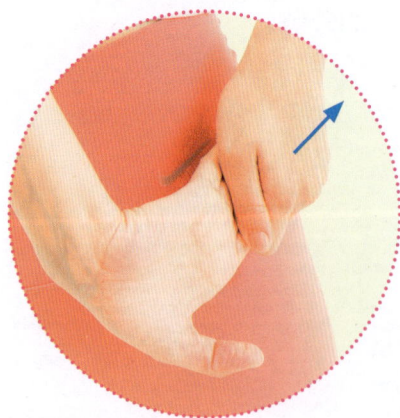

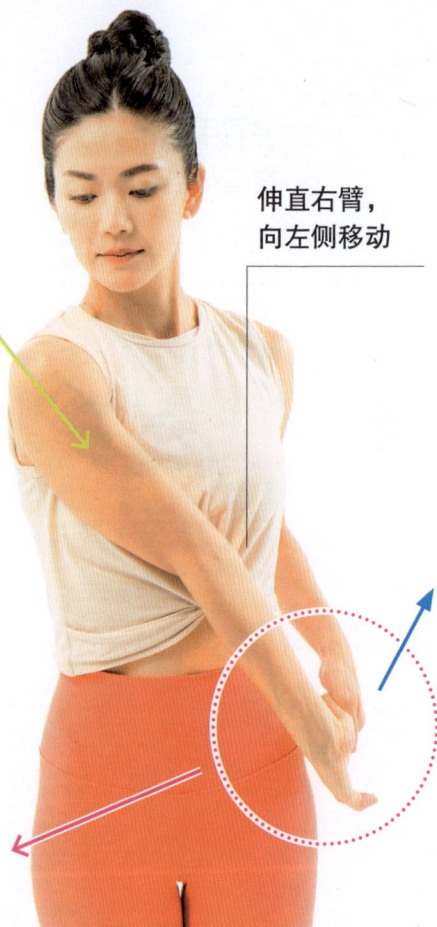

····· 关键点 ·····

右手掌心朝外，拇指
向下，左手将右手拉
向身体。

10

将双手恢复到中间
位置，分开双手。

步骤 3

7 分钟

小肠经的刺激

缓解小肠经的瘀滞

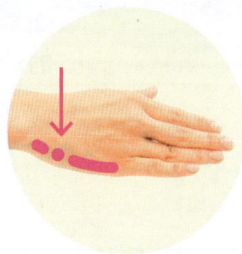

按压图中所示位置

按压腕骨附近的小肠经穴位（见36页）

11

用左手除拇指外的4根手指按压右手小指的根部以下。

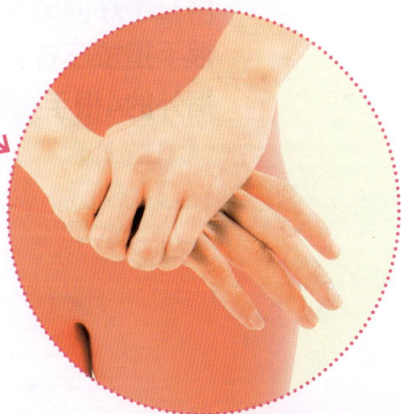

关键点

用4根手指按压关节，包括腕骨上的穴位。

下一页继续 →

← 继续上一页

步骤 **3** 刺激小肠经

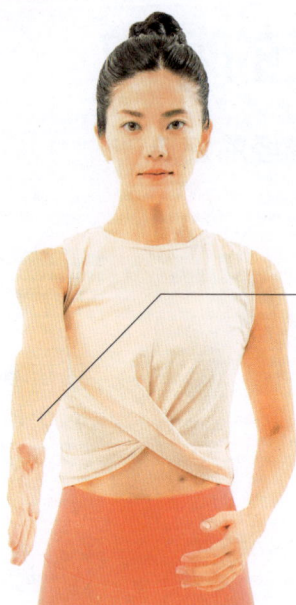

12 将右臂向前伸。

像是握手一样
的动作

13 用左手除拇指外的4根手指按压右手除拇指外的4根手指背面。

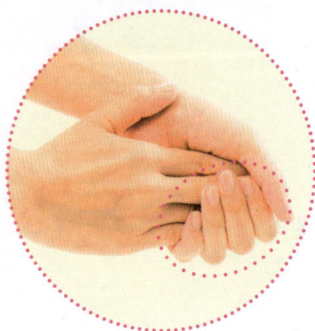

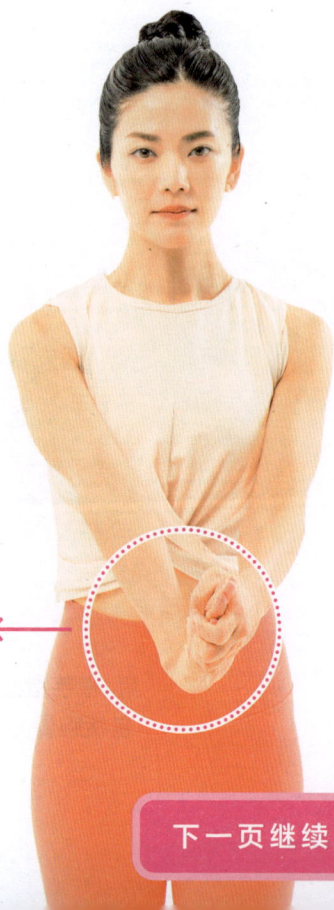

下一页继续 →

← 继续上一页

14

保持手臂伸展，双手向脸的
方向拉近。

★如果手腕疼痛，
不要勉强

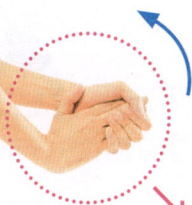

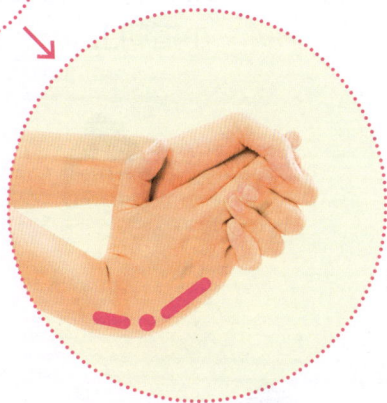

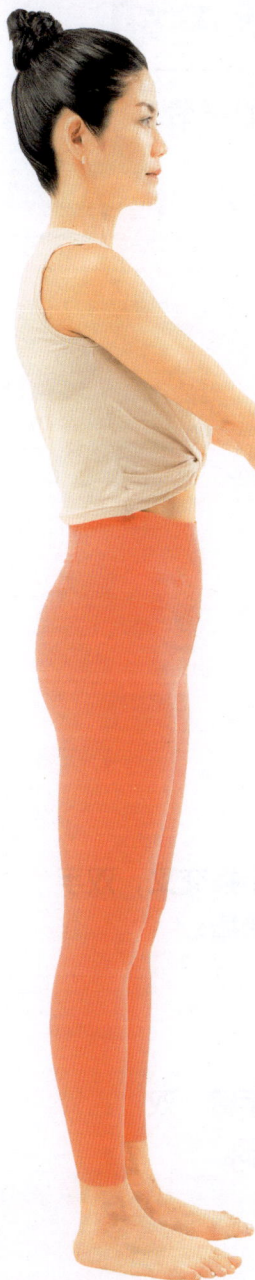

关键点

●沿着小肠经的线路，
感受拉伸的感觉。

7
分钟

手腕放松及眼球运动

缓解肩膀、背部和眼睛的疲劳

15
将右臂伸向前方。

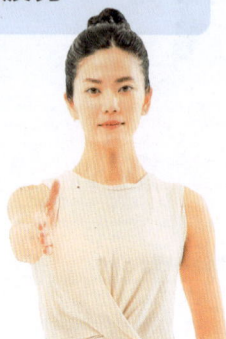

16
左手从右手下方穿过，然后双臂内旋，小指朝上。

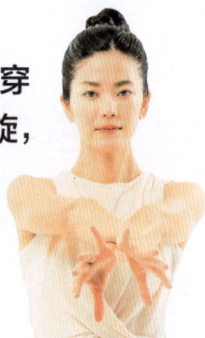

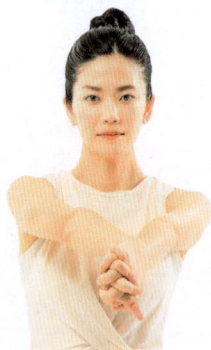

17
十指交叉，双手紧握。

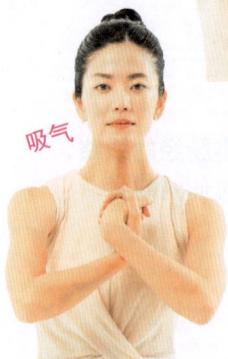

18
向内旋转手臂，双手靠近胸部。

吸气

下一页继续 →

← 继续上一页

! 寻找这样的感觉！

右臂的拉伸感

★ 如果手臂僵硬，肘部在弯曲的位置感受到刺激是正常的

呼气

展开背部，使其呈弓形

伸展

19

呼气并伸展肘部，旋转手腕。

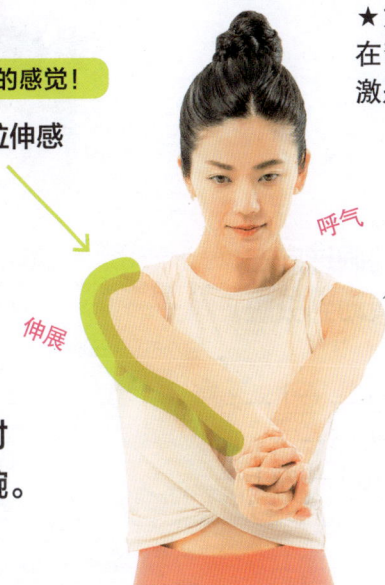

笔记

刺激小肠经、三焦经（见38页）、大肠经。

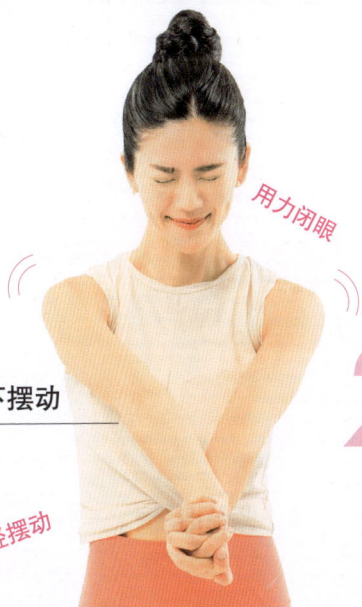

用力闭眼

手臂上下摆动

20

上下摆动手臂，同时紧闭双眼。

轻轻摆动

下一页继续 →

步骤 **4** **手腕放松及眼球运动**

21

睁开眼睛，将眼球向左、右、上、下转动到极限。

顺序为上—右上—左上—右—左—右下—左下—下；反方向运动时遵循上—左上—右上的顺序

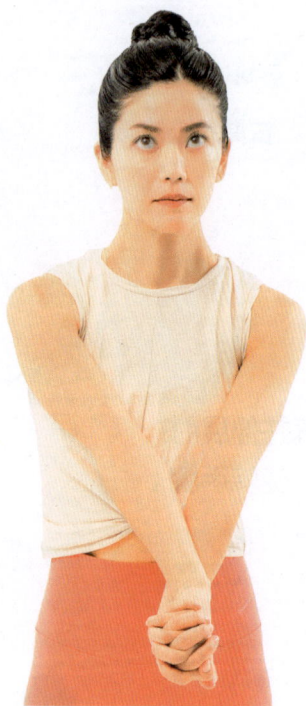

用力闭眼

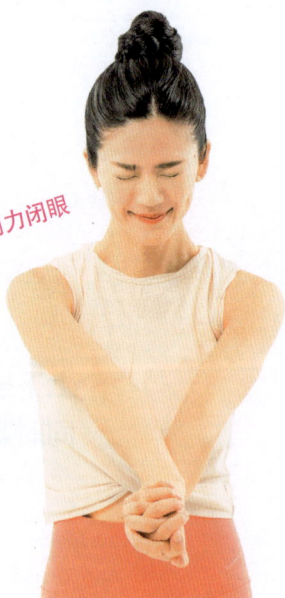

22

紧闭眼睛。

下一页继续 →

← 继续上一页

吸气

呼气

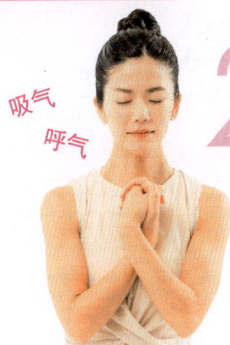

23 双手放回胸前，深吸一口气，再慢慢吐出，同时放松双手和双眼。

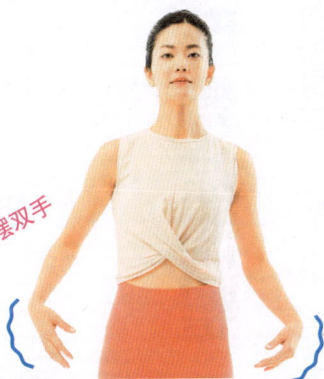

摇摆双手

24 双手分开，放松地摇摆。

25 再次前后摆动手臂，检查肩膀和胸部的紧张程度。

如果在后背双手的小指可以触碰到，就说明身体放松了

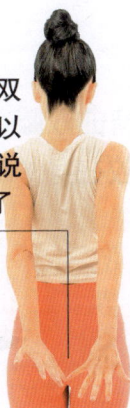

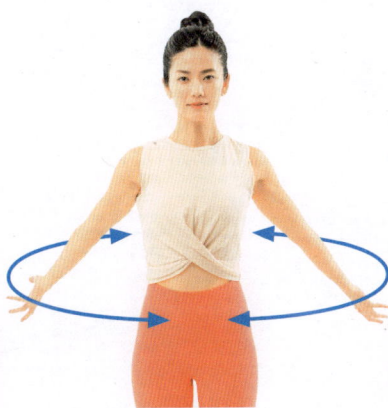

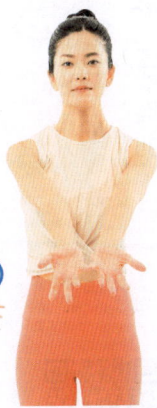

26 回到步骤3，另一侧进行同样的动作。

※ 僵硬的一侧可以延长练习时间。

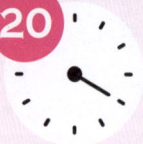

仰卧骨盆调整 20分钟课程

深入按摩骨盆，缓解下半身疲劳和疼痛，推荐在睡前进行，有助于促进睡眠

▼

108

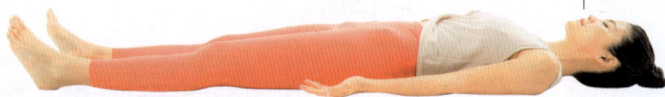

步骤 **1**

腰部放松

放松下半身

1 闭上眼睛，放松身体。

深呼吸

呼气

2 弯曲双膝，双手平放在身体两侧。

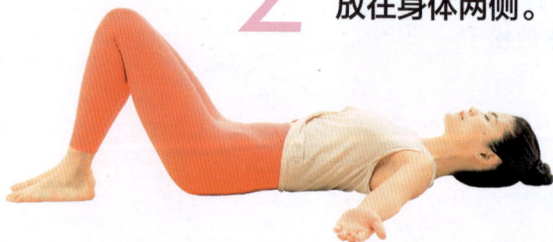

下一页继续 →

← 继续上一页

! **寻找这样的感觉！**
小腿肌肉的放松感

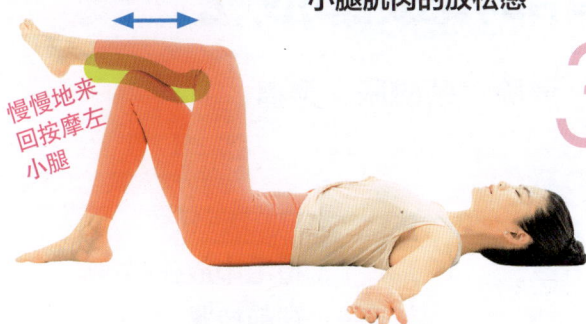

慢慢地来回按摩左小腿

3 将左小腿放在右膝上，慢慢地来回按摩。

4 左腿跨过右腿，用力拉伸左小腿，左小腿上下摆动。

左小腿放松，上下摆动，促进血液循环

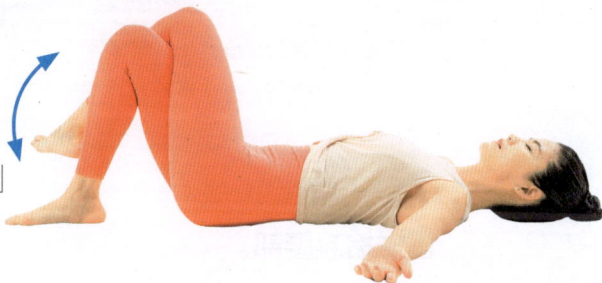

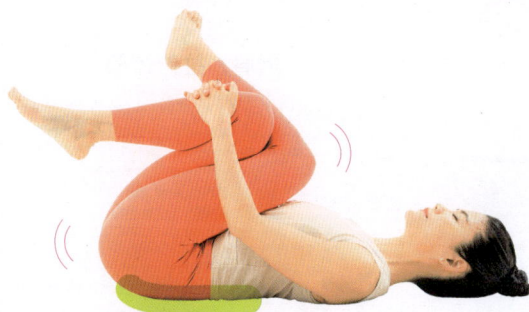

5 将双膝拉向胸部，右脚踝正对左膝，双手交叉抱住右腿。

! **寻找这样的感觉！**
腰部周围的拉伸感

6 闭上眼睛，放松身体。

肩部和颈部放松

消除肩颈酸胀、腰痛

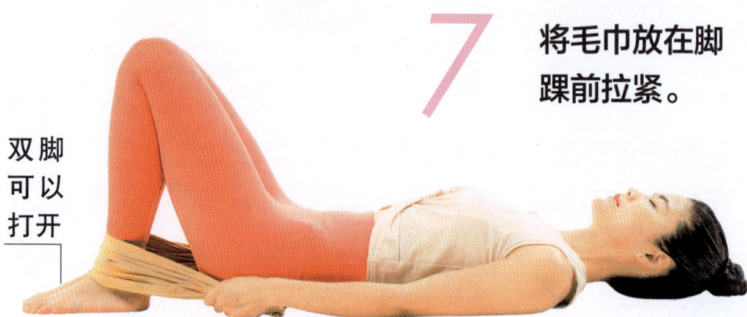

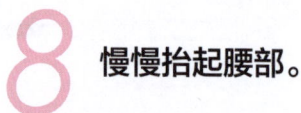

20
分钟

7 将毛巾放在脚踝前拉紧。

双脚可以打开

8 慢慢抬起腰部。

········ 关键点 ········

沉肩，拉伸颈部。

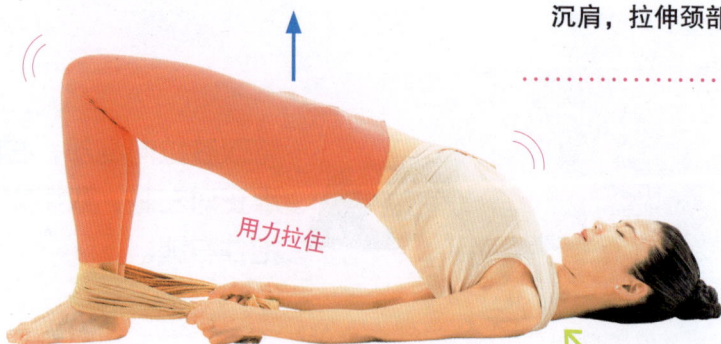

用力拉住

拉住毛巾

! 寻找这样的感觉！

肩部和颈部的拉伸感

步骤 **3**

20 **分钟**

颈部拉伸和风池穴按摩

消除眼部疲劳、肩颈酸胀、头痛

9

双脚微微打开

缓慢降低腰部，用手指按压脑后两侧的风池穴。

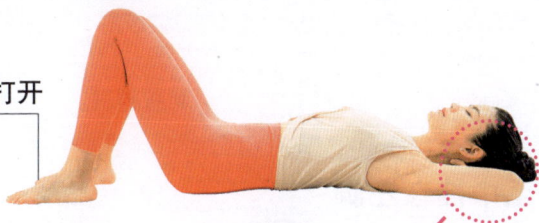

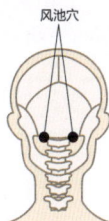

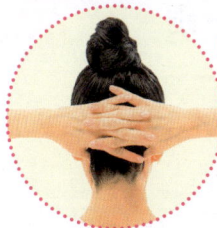

风池穴

双手交叉，用拇指指腹按压风池穴

10

缓慢抬起腰部，用身体的重量按压头部。

不必拘泥于特定位置（风池穴），按压僵硬的部位即可

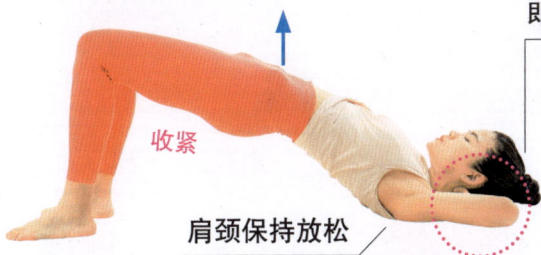

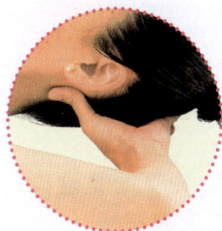

收紧

肩颈保持放松

11

缓慢放松腰部。

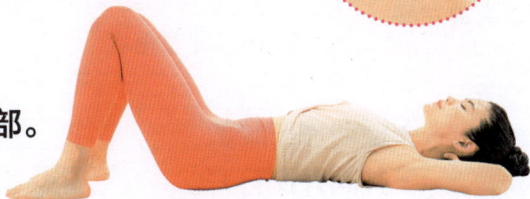

20
分钟

调整骶髂关节和髋关节

矫正骨盆的歪斜，确保骨骼正确排列

12

左腿向上抬起，将毛巾挂在左脚底部，双手分别向下拉动毛巾。

····· 关键点 ·····
刺激脚底。

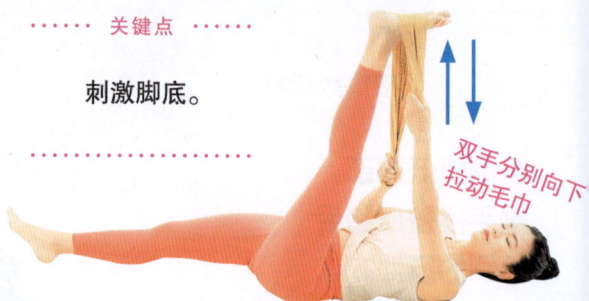

双手分别向下拉动毛巾

····· 关键点 ·····
保持左腿不过度抬高。

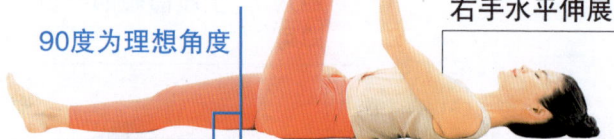

90度为理想角度

13 仅用左手握住毛巾。

右手水平伸展

★如果感觉僵硬，可以弯曲左膝

90度为理想角度

14 缓慢地将左腿放下并向外侧打开。

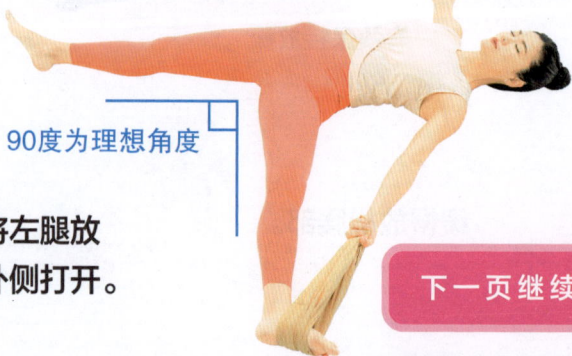

下一页继续 →

← 继续上一页

笔记

这种运动可以帮助调整骶髂关节和髋关节的位置。

微微摆动

右手按住骨盆，确保右侧骨盆不离开地板

用力按压

15

右膝微微摆动。

•••••• 关键点 ••••••

左侧臀部的肌肉用力收缩。

16

右膝微微摆动，同时右手上举。

微微摆动

拉伸右侧腋下

•••••• 关键点 ••••••

左侧臀部的肌肉继续用力收缩。

下一页继续 →

113

步骤 **4** 调整骶髂关节和髋关节

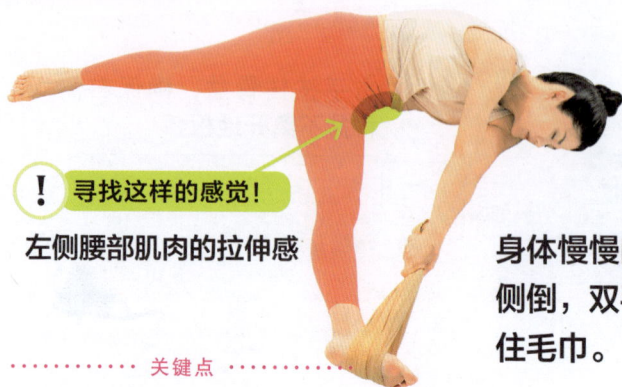

！ 寻找这样的感觉！

左侧腰部肌肉的拉伸感

17

身体慢慢向左侧倒，双手握住毛巾。

········· 关键点 ·········

感到肚脐要贴到地板上，这样做可以放松腰部。

像是用脚底蹬着毛巾，拉伸腰部

18

右手松开毛巾，然后握住右脚踝，将背部放回地面。

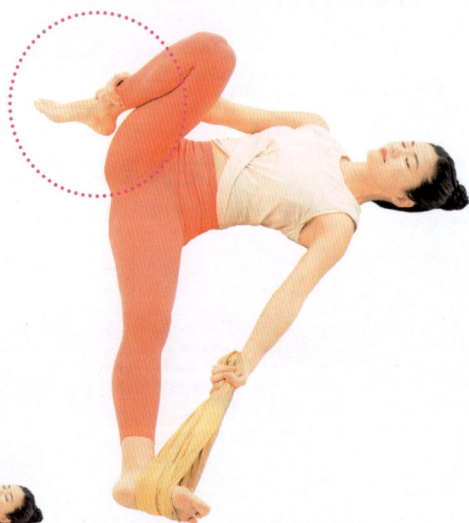

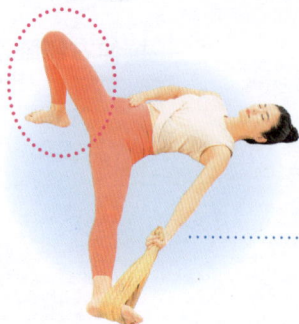

如果无法握住右脚踝
···············
立起右膝。

下一页继续 →

← 继续上一页

19

将右腿向后拉，
右膝压向地面。

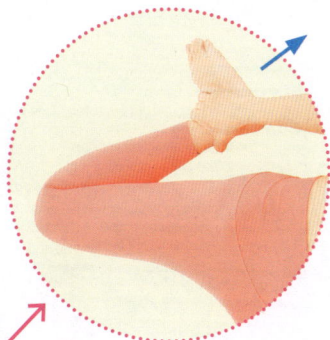

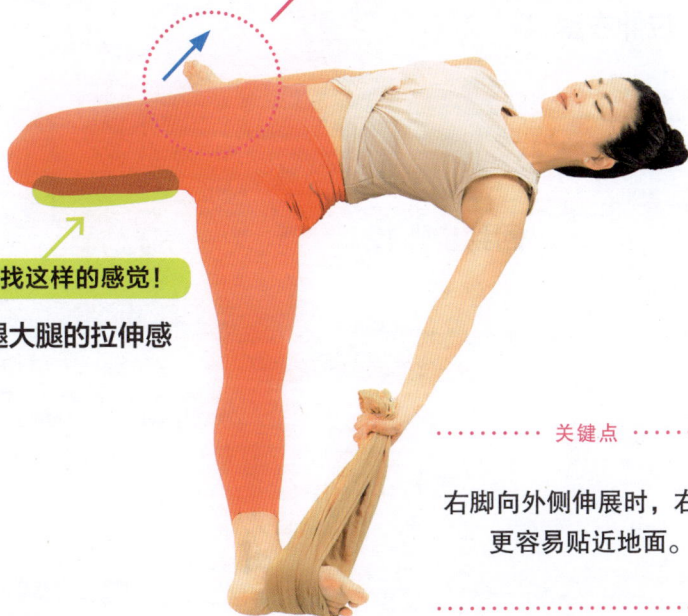

！ **寻找这样的感觉！**

右腿大腿的拉伸感

· · · · · · · 关键点 · · · · · · ·

右脚向外侧伸展时，右膝
更容易贴近地面。

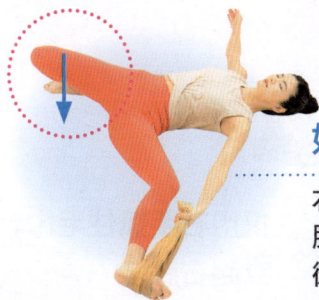

如果无法握住脚踝

右膝立起并向内倾斜，对右大
腿的拉伸也有效果（左膝可以
微屈）。

下一页继续 →

步骤 **4** 调整骶髂关节和髋关节

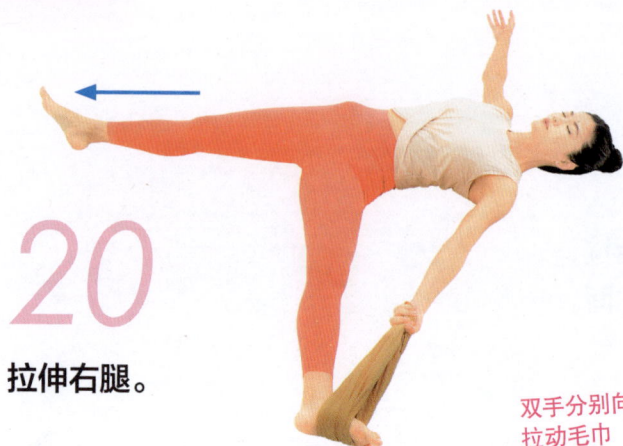

20

拉伸右腿。

21

回到步骤12。

双手分别向下
拉动毛巾

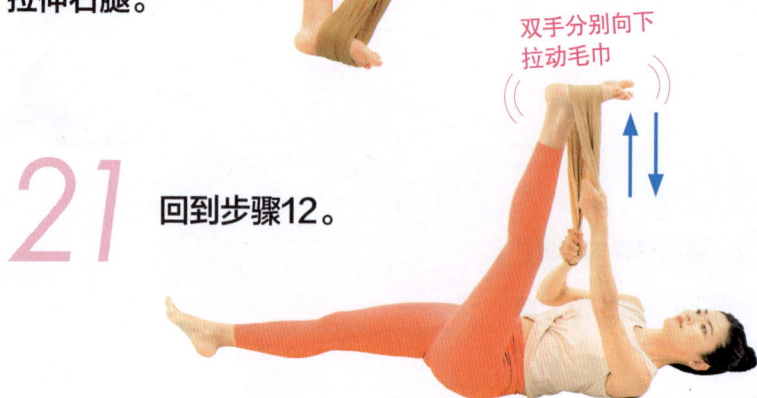

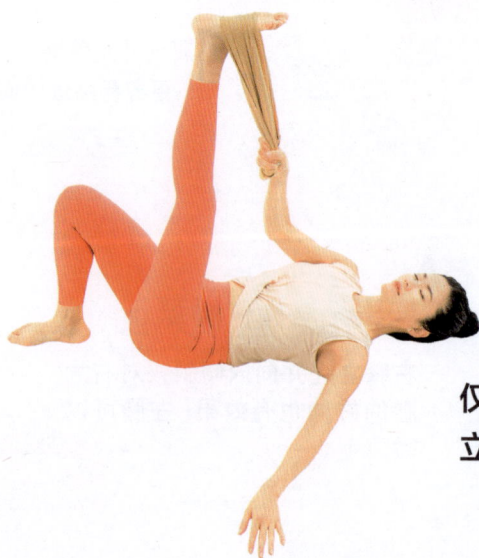

22

仅用右手抓住毛巾，
立起右膝。

下一页继续 →

← 继续上一页

23

左手抓住右脚脚踝。

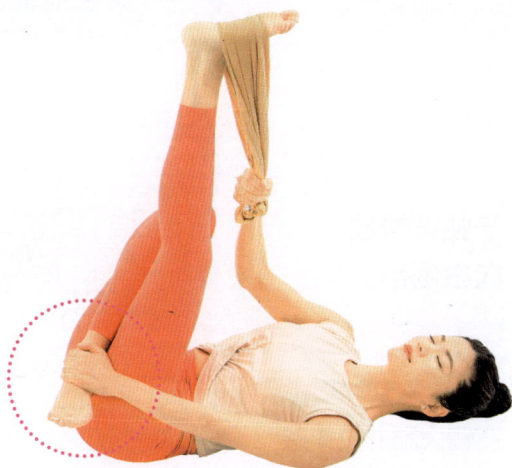

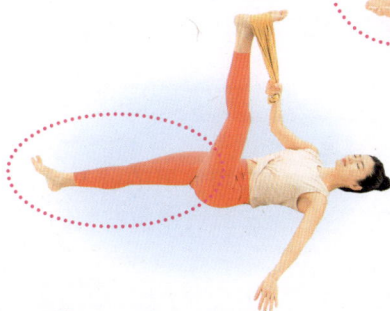

如果无法握住脚踝

伸展右腿，步骤24的动作也
是一样的。

24

右膝慢慢放到地板上
之后，将右脚脚踝拉
近身体。

慢慢地

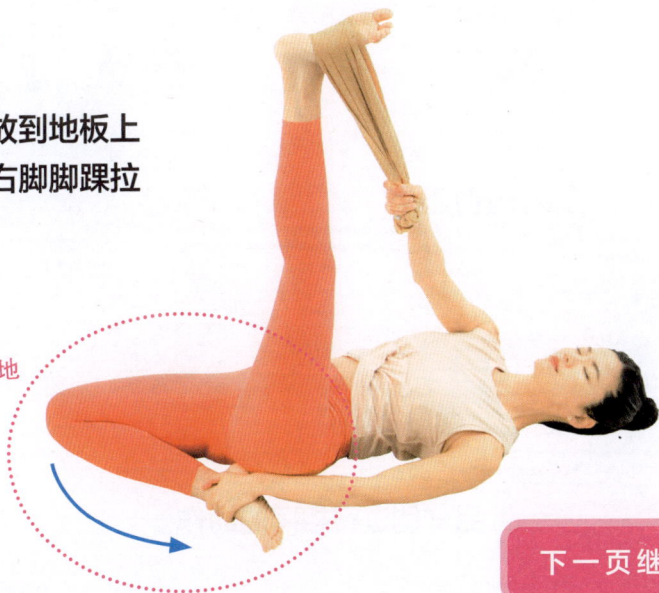

下一页继续 →

← 继续上一页

步骤 4 调整骶髂关节和髋关节

25

左腿缓慢地
向右侧倒。

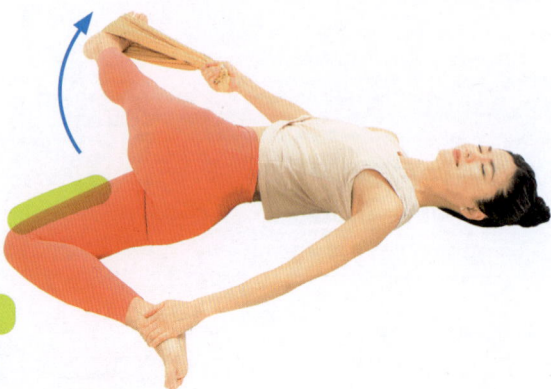

! 寻找这样的感觉!
右侧大腿的拉伸感

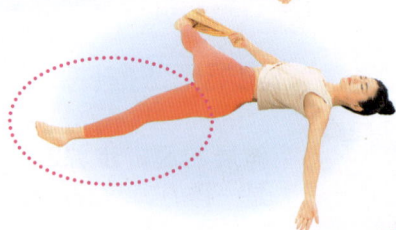

身体僵硬的人

右腿伸展的状态下,
左腿慢慢向右侧倒。

26

重复步骤12。

双手分别向下
拉动毛巾

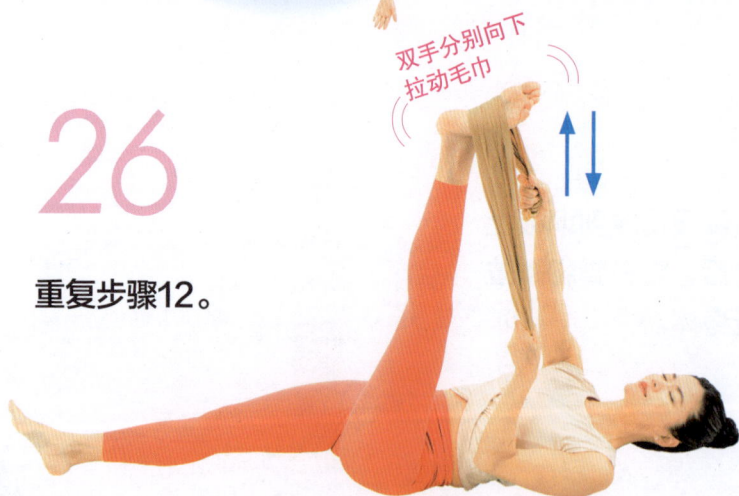

27

另一侧进行相同的动作。

※ 僵硬一侧可以延长练习时间。

下一页继续 →

继续上一页

！寻找这样的感觉！

和最开始相比，腰
部抬起变轻松了

收紧

28

再次将毛巾挂在
脚踝，抬起腰部。

双脚可以打开

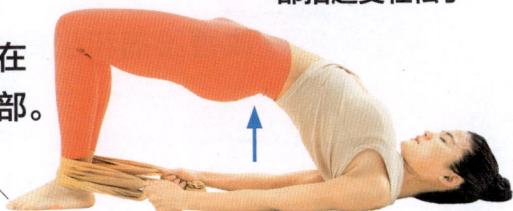

·········· 关键点 ··········
沉肩，拉伸颈部。

29

腰部落下，用手按压
脑后两侧的风池穴。

风池穴

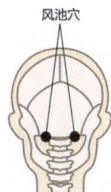

双脚微
微打开

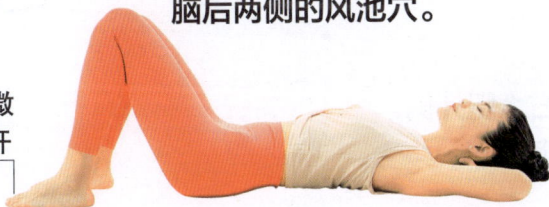

30

缓慢抬起腰部，利用身
体的重量按压风池穴周
围的紧张部位。

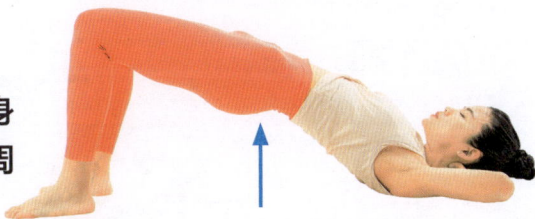

呼气

31 稍作休息。

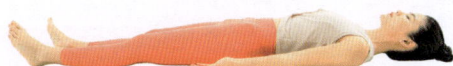

119

髋关节放松

改善腰痛和坐骨神经痛

(20 分钟)

32

左脚脚踝放到
右大腿外侧

! **寻找这样的感觉!**
髋关节的伸展

········ 关键点 ········
左脚外侧向下按压
右大腿。

右手水平放置

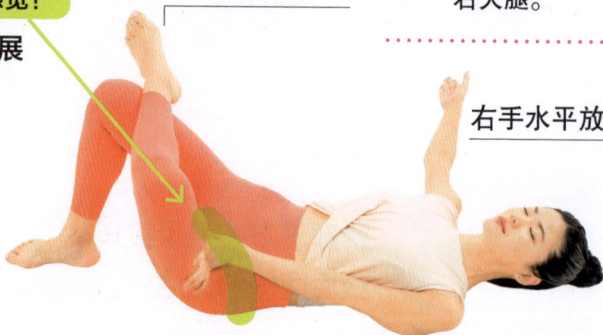

左脚脚踝放到右大腿外侧。
左手按住左大腿根部。

33

手也可以放在小
腿前方的位置

右膝靠近胸部。双
手抱住右大腿后侧。

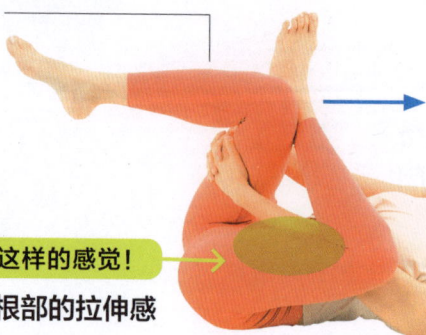

! **寻找这样的感觉!**
左大腿根部的拉伸感

下一页继续 →

← 继续上一页

34 尽量伸直右腿，双手抓住左脚，左脚向脸部靠近。

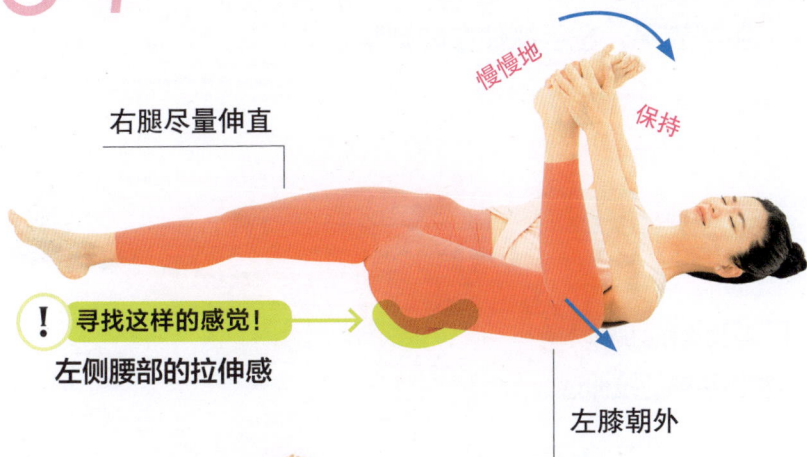

慢慢地

保持

右腿尽量伸直

！寻找这样的感觉！
左侧腰部的拉伸感

左膝朝外

身体僵硬的人

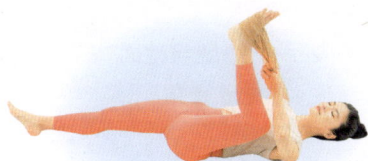

可用毛巾将左脚拉近脸部。

★ 如果颈部疼痛，
尽量避免此动作

35 稍微抬起头部，加强刺激。

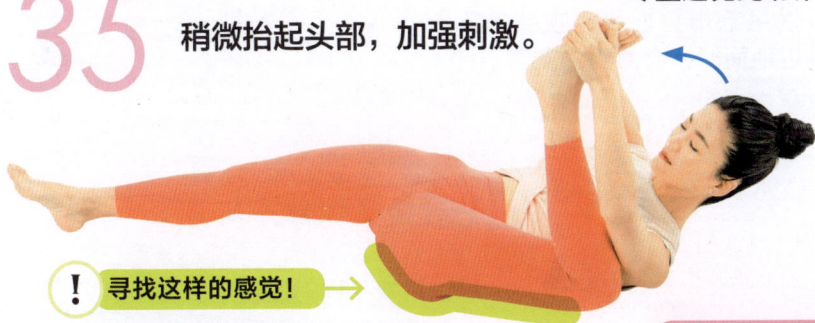

！寻找这样的感觉！
左侧腰部和左腿外侧
的拉伸感

下一页继续 →

121

← 继续上一页

36

头部放平，左手抓住左脚脚跟。

右手水平放置

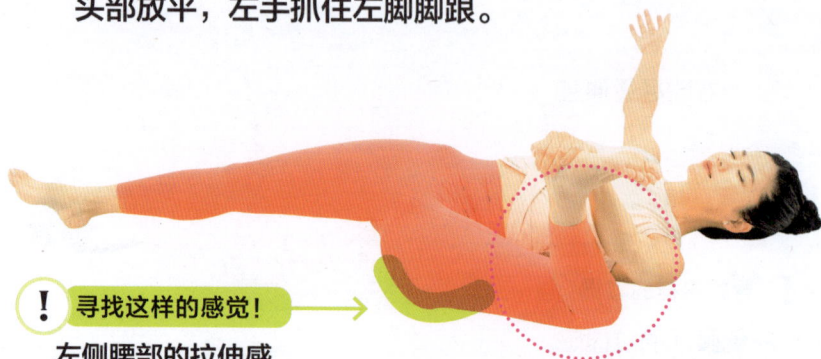

！寻找这样的感觉！
左侧腰部的拉伸感 →

· · · · · 关键点 · · · · ·

左腿的小腿与地面
尽量成直角。

身体僵硬的人

可以用毛巾拉左脚，在膝盖不断
靠近地面时，会感受到刺激。

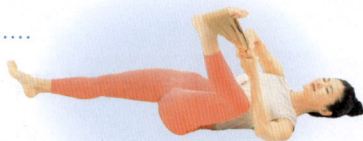

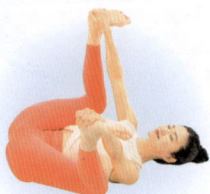

想要更多刺激的人

可以用双手同时抓住双脚脚跟。

下一页继续 →

← 继续上一页

37　左脚放在右大腿根部。

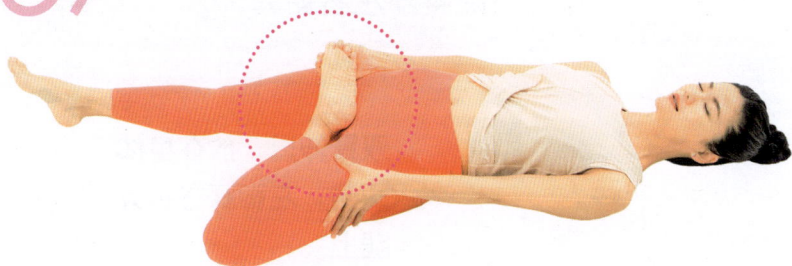

38　左手用力按压左大腿。

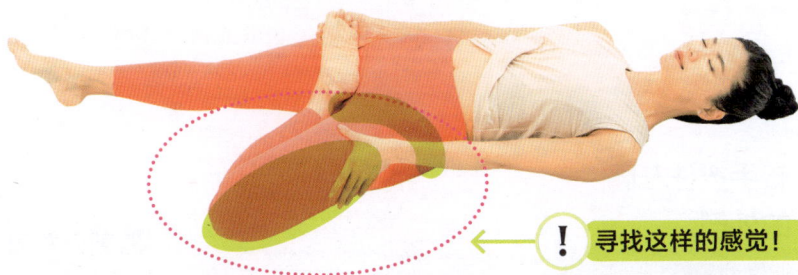

！寻找这样的感觉！

**髋关节、大腿和膝关节
的放松**

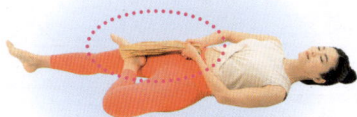

身体僵硬的人

可以用毛巾将左脚拉到
右大腿根部，左膝尽量
触地。

20 分钟

扭转腰椎

消除腰部左右差异

39

双臂伸直，放在身体两侧，左脚踩在右大腿上。

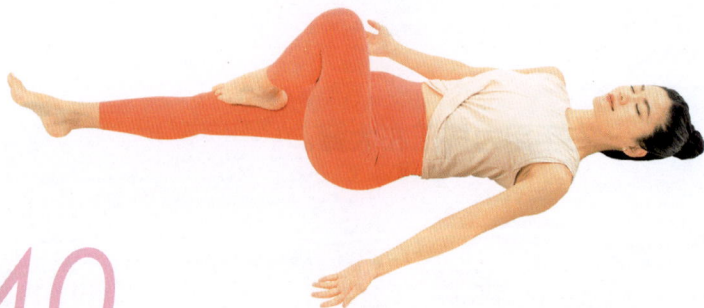

40

右手按住左膝的外侧。

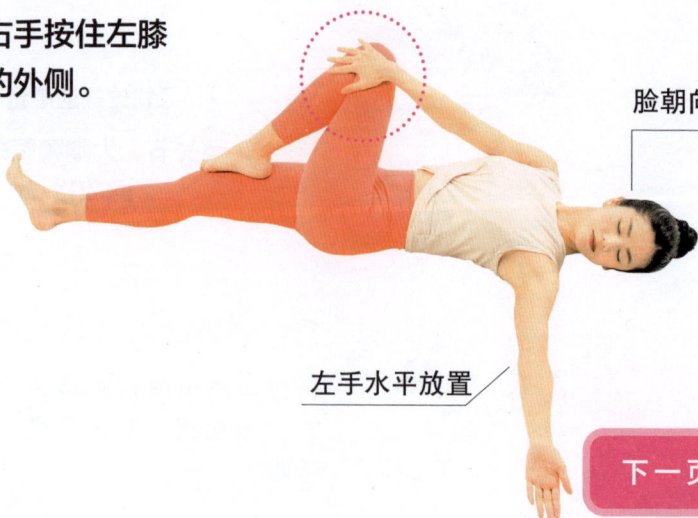

脸朝向左侧

左手水平放置

下一页继续 →

← 继续上一页

41 左膝慢慢倒向右侧。

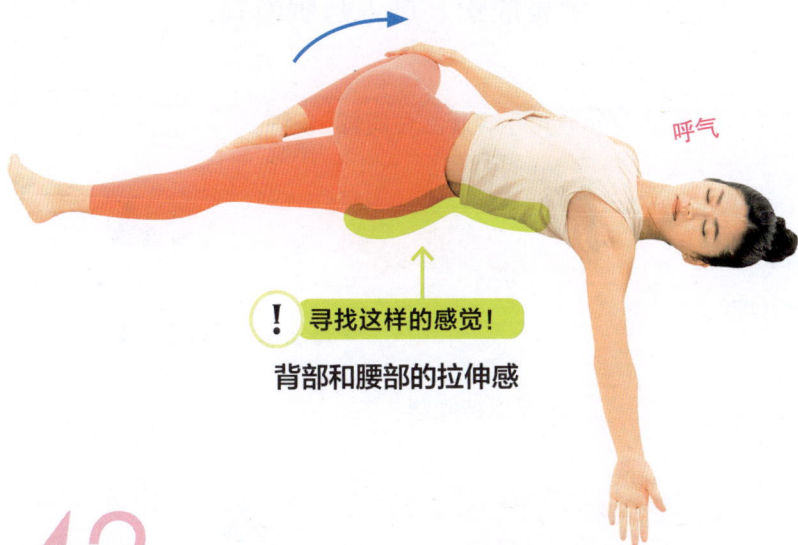

呼气

！ 寻找这样的感觉！

背部和腰部的拉伸感

42

慢慢回正，双手抱
住双膝。腰部弯曲
呈弧形，前后左右
轻轻摇摆。

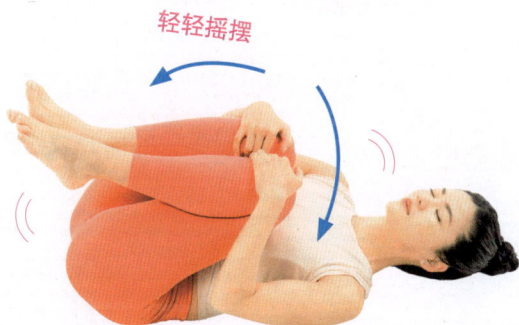

轻轻摇摆

43 返回步骤32，进行反方向练习。

※ 僵硬的一侧可以延长练习时间。

30秒呼吸法

全身放松，进入睡眠模式

44

用手轻轻按住腹部，吸气　吸气

用鼻子吸气10秒。

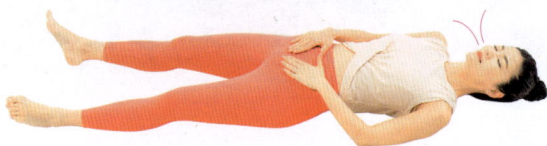

★每次吸气7秒也可以

腹部保持膨隆

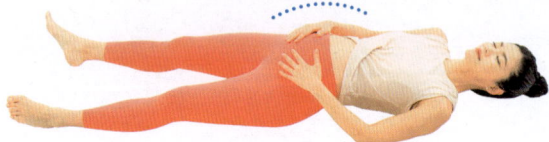

45

屏住呼吸10秒。

46

慢慢呼气的同时放松腰部力量　慢慢呼气

10秒内呼气。

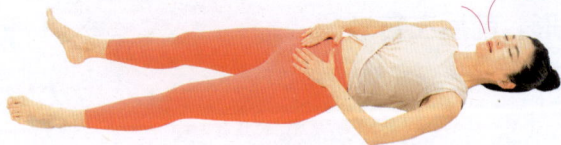

★呼气时可以用口或鼻子

慢慢呼气

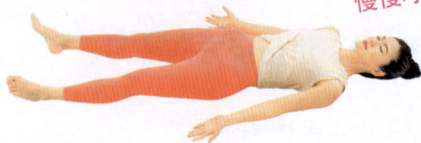

将双手放在身体两侧，休息片刻。

第**4**课

通过自我身体疗愈解决烦恼！实用问答

从自我身体疗愈的角度出发，为正在受慢性疼痛或身体不适所困扰的人提供建议，介绍今天就可以开始使用的方法。

1 问题 进行自我身体疗愈后腰腿疼痛仍然无法改善，应该怎么办？

答案 1 ┊ **请使用"整食法"来让你的内脏得到休息。**

在即使进行自我身体疗愈也无法改善腰腿疼痛的情况下，可以考虑是不是由内脏疲劳导致"经络"的"气"产生了瘀滞。

现代医学通常将疼痛视为局部问题，但中医认为："疼痛是内脏虚弱的表现"。消除内脏的疲劳与解决疼痛密切相关。在这种情况下，推荐使用"整食法"（见 32 页）。只需大约三天，内脏的疲劳便会恢复，腰腿的疼痛也会有所缓解。建议同时完成"仰卧骨盆调整 20 分钟课程"（见 108 页），以促进下肢经络的循环，缓解膝关节疼痛。

2

问题

为什么摄入了大量的膳食纤维，便秘仍然存在？

答案 2 放弃"通过吃什么来减肥"的思维方式。

过量饮食、吃完就睡、爱吃零食或夜宵等习惯会导致肠胃过度工作，使内脏疲劳，大肠的排泄功能下降。即使摄取了大量膳食纤维，大肠也可能产生阻塞。

对于顽固便秘，需要关注的不是"吃什么"，而是尽可能延长"内脏休息的时间"，即不吃饭的时间，让身体有时间恢复。建议从今天开始实行"整食法"，增加肠胃的休息时间。如果方法得当，最快第二天早晨你就能排出大量排泄物，让肚子感到舒畅。

3

问题 自我身体疗愈能 "减肥" 吗？

答案 3 **自我身体疗愈不仅能缓解疼痛和不适，还能帮助你达到健康的体重。**

通过进行自我身体疗愈练习，可以改善睡眠质量，促进新陈代谢和排便，从而实现健康减肥。对于那些 "脂肪紧实" 的人，自我身体疗愈可以软化肌肉，改善血液循环，从而达到减肥效果。

推荐每周完成两到三次的 "仰卧骨盆调整课程"，并结合 "整食法"。在此过程中，不要过分关注体重，而要注意身体内在的变化。如果感到浮肿减少、排便顺畅，那么你的体重自然会下降。更多自我身体疗愈减肥体验者的体验可以参考 136 页。

4

问题　**痛经严重，该怎么办？**

答案 4 ┊ 试着坚持一段时间的"仰卧骨盆调整课程"。

严重的痛经是身体异常的信号，请务必咨询妇科医生。在此基础上，自我身体疗愈练习可以帮助**改善骨盆（骶髂关节）**变形，改善血液循环，从而减轻疼痛。如果不及时改善骨盆变形，骶髂关节在 28 天的周期内会活动迟缓，可能导致经前期综合征。推荐完成"仰卧骨盆调整课程"或者在时间不充裕时进行"按摩髋关节"的练习。试着把房间调暗，在裸眼的状态下生活。这样可以减少外界对眼睛的刺激，更多细节请参考 133 页。

怎么解决夜间频繁起夜和多次醒来的问题？

答案 5　如果你在晚上经常想上厕所和多次醒来，睡前可以试试"放松骨盆"练习。

　　在睡眠状态下，身体会通过分泌抗利尿激素来调节尿量，因此人不会因为有尿意而醒来。这种激素在深度睡眠时分泌，因此，如果你的睡眠很深，就不会因为有尿意而醒来。老年人频繁起夜通常是因为睡眠浅。因此，自我身体疗愈的"熟睡练习"特别有用。尤其是放松骨盆（骶髂关节）周围的练习，可以帮助你彻底放松，一觉睡到天亮。推荐的练习包括"放松下半身"（见 78 页）、"腰部的左右摆动放松"（见 54 页）和"仰卧骨盆调整 20 分钟课程"。这些练习也可以于睡前直接在床上进行。

6

问题

进行自我身体疗愈练习后仍无法熟睡，怎么办？

答案 6 **晚上把灯光调暗，以裸眼的状态度过在家中的时光吧！**

　　如果你在睡前进行自我身体疗愈练习后仍无法熟睡，可以尝试晚上调暗灯光，减少光线刺激，给眼睛放松的机会。如果你平时戴眼镜或隐形眼镜，在家里可以摘掉它，让眼睛休息。通过放松眼睛，可以促进全身经络畅通，帮助身体更好地放松。眼睛是多条经络的通道，放松眼睛还能缓解与膀胱经相关的骨盆周围关节和肌肉的紧张，改善血液循环。这对缓解痛经、头痛和水肿也很有帮助。你还可以试试"按摩 3 分钟课程"（见 86 页）来改善自主神经紊乱。

问题 **经常闪腰，该怎么办？**

答案 7 | **其实，暴饮暴食的人更容易"闪腰"。**

闪腰（急性腰痛）的前兆之一是感觉腹部紧绷，肠道运动停滞，走路时会有不适感。闪腰通常是这样发生的：由于饮食不节制，肠胃功能减弱，滞留的粪便会堆积在肠道左下方的乙状结肠，这会导致深处的髂腰肌紧张，两侧的骶髂关节像被拉开一样，疼痛随之而来。

应对闪腰的解决方法是，在三天内早、中、晚只喝粥，让肠胃得到休息，缓解其疲劳。当肠胃得到休息后，大量滞留的粪便会被排出，此时髂腰肌会得到放松，腰部疼痛也会随之缓解。

8

问题

如何在进行自我身体疗愈练习后确认"骨盆矫正效果"？

答案 8　**你可以通过开腿坐姿的舒适程度来判断骨盆矫正的效果。**

在进行自我身体疗愈练习前后，试试做类似于图中的开腿坐姿。这有助于缓解骨盆周围的僵硬和变形。如果你无法直起骨盆且弯腰驼背，说明腰肌僵硬紧张。若你能轻松坐下并直起骨盆，说明骨盆周围已经变得柔软，身体体态问题也容易得到改善。

开腿坐姿的关键在于，有意识地将臀部向后推，不需要勉强其活动。坚持进行自我身体疗愈练习，脊柱会恢复正常的形态，"横叉"动作也会做得更顺畅。若觉得困难，试着靠在墙上进行练习。

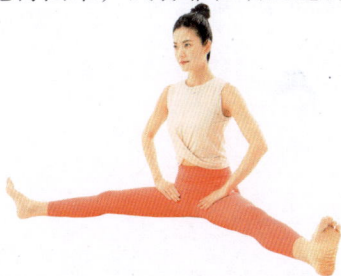

通过3个月的实践，发生在体验者身上的惊人效果

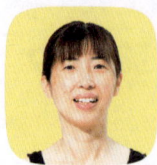

高田瑞惠女士（42 岁，身高 156 厘米）
自我身体疗愈的前后对比的详细信息在 16 页

体重减少了6千克！肩膀酸痛、腰痛和支气管哮喘也得到了改善

在上一份工作中，我每天工作 12 小时，还要承担家务和育儿，长期的压力累积，体重也增加了。由此引发了肩膀酸痛、腰痛、腱鞘炎、支气管哮喘、食物过敏和反流性食管炎。决定换工作时，我遇到了这个课程计划，并进行了 3 个月的自我身体疗愈练习和整食法。结果体重减了 6 千克，腰围减小了 10 厘米，臀围减小了 6 厘米。同时，肩膀酸痛、腰痛和支气管哮喘也得到了改善。

在矢上老师的指导中，有一句话让我印象深刻："如果手腕和颈部不舒服，肺也会受影响。"事实上，当我开始这个计划时，腱鞘炎正处于需要手术的边缘。同时，我的支气管哮喘也在恶化，医生的话让我感到很担忧。幸好在吸入治疗的同时进行了自我身体疗愈练习，我早衰的肺功能得到了显著改善。肺部年龄从 6 岁变到了 21 岁。对我来说，印象最深的是通过自我身体疗愈进行的"经络"刺激。因为可以随时随地轻松进行，它对我帮助很大。而且自我身体疗愈最大的魅力在于，它让我能够察觉到自己身体的细微变化。感谢矢上老师的指导。

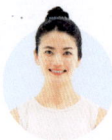

中医认为，过敏、哮喘和腱鞘炎是由手部肺经异常引起的。因此，我建议高田女士通过放松手部经络来缓解这些问题，同时进行的骨盆调整也可以起到改善的效果。

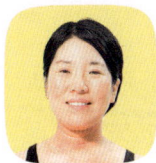

樱井史子女士（44 岁，身高 158 厘米）
自我身体疗愈的前后对比的详细信息在 17 页。

体重减少了6.2千克！不良体态与湿疹瘙痒也得到了缓解

我本来全身紧绷，身体硬邦邦的，骨盆歪斜，甚至无法仰卧。为了健康减肥，我尝试走路运动。但因为髋关节疼痛，步幅很小，走路像企鹅一样慢，被人说"走路姿势很奇怪"。此外，我还患有腱鞘炎、肩膀酸痛、湿疹、便秘、浮肿，每天被慢性疲劳折磨，上半身也很僵硬，无法深呼吸。我尝试了瑜伽、按摩等各种方法，但由于身体僵硬和歪斜，效果都不明显。我曾想："我根本瘦不下来！"我一度非常沮丧。就在这时，我遇到了这个自我身体疗愈的课程计划。我每晚进行20分钟的自我身体疗愈练习，硬邦邦的肌肉逐渐放松，感觉血液流动到了脚尖。最让我惊讶的是，以前我只能侧卧，现在骨盆歪斜得到纠正，我可以舒适地仰卧了。

虽然一开始实践"整食法"有些困难，但我还是慢慢坚持了下来。后来，我每天都有便意，排出废物后，湿疹瘙痒也得到了缓解，食欲也得到了控制，三个月后体重竟然减少了 6.2 千克。今后，我希望能继续通过自我身体疗愈保持健康的人生状态。

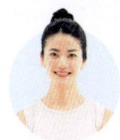

给樱井的建议是围绕处理堆积在肌肉内的废弃物展开运动。与其单纯地追求减脂，不如通过软化肌肉来促进脂肪的减少。

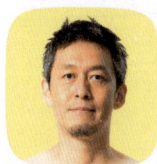

堂上研先生（47 岁，身高 183.5 厘米）
自我身体疗愈的前后对比的详细信息在 18 页。

体重减少了8.9千克！与儿子一起成功登顶富士山

我想和儿子在他 10 岁时一起挑战攀登富士山！但对我这个常年不运动、暴饮暴食的人来说，这样的想法让我很不安。我的体重一度达到 89 千克。刚进入社会时，由于生活压抑，我经常通过暴饮暴食来排解压力。在日常生活中，除了三餐，我还吃大量零食，晚饭甚至要吃两顿。我的工作应酬很多，几乎每天都在喝酒。就在这时，我遇到了这个课程计划。

通过几乎每天进行自我身体疗愈练习和整食法，我开始认真对待自己的身体。身体的变化显而易见——体重逐渐下降，身体变得柔软，睡眠时间增加，穿上衣服也不会凸出小肚子，整个人看起来更有精神。我很快确定了和儿子攀登富士山的日期。当时，我的体重已经减掉了 6 千克。最终，我们成功登顶，实现了目标！

如果没有遇到自我身体疗愈，我可能会带着 6 千克赘肉去攀登。通过这次经历，我和儿子有了最美好的回忆。最终，我总共减掉了 8.9 千克！对此，我非常感激矢上老师。我的博客详细记录了 3 个月的自我身体疗愈过程，请大家参考阅读。

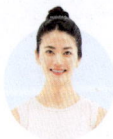

高中时，堂上在参加足球运动的过程中左膝韧带受伤，为了保护受伤部位与防止复发，他的身体重心不得不更多地向右边倾斜。为了更好地支撑这种姿势，他的腹部逐渐堆积了许多脂肪。

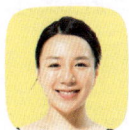

清水冴奈小姐（23 岁，身高 155 厘米）
自我身体疗愈的前后对比的详细信息在 19 页

腰围减小了11厘米！身体曲线产生了较大变化

我曾经有身体左右不对称、骨盆歪斜、直颈、月经不调和畏寒等诸多烦恼。坚持进行自我身体疗愈练习 3 个月后，我的身体曲线发生了较大变化。体重减轻了 2.2 千克，腰围变细，左右不对称的身体姿态得到了改善。骨盆歪斜得到了矫正，正常走路时，腹肌和臀部也会自然地用力，臀部得到了锻炼，变得更加紧致。僵硬的大腿内侧和小腿肌肉得到了伸展，血液循环也得到了改善。我计划今后继续进行自我身体疗愈练习。

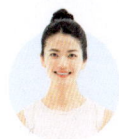

清水小姐由于腰椎弯曲，重心落在右脚上，因此身体倾斜，躯干肌肉力量下降，腰部脂肪堆积。通过努力使身体左右对称，她的腰部的脂肪逐渐减少。

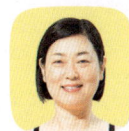

岛崎和惠女士（55 岁，身高 170 厘米）
自我身体疗愈的前后对比的详细信息在 20 页

解决了身体冰冷僵硬的问题，体重减少了5.7千克

我原本就是个身体僵硬的人，体重 81.4 千克，身体僵硬且畏寒，再加上"闪腰"反复发作，每天都要去针灸。我想靠自己的力量治好自己的身体！就在这样的日子里，我遇到了这个课程计划。

经过进行两个月的自我身体疗愈练习，我体内的废物开始排出，腰部、腿部、脸部和颈部周围也感到清爽。身体变得柔软，体温也恢复到正常水平。最终，我成功减重 5.7 千克！课程计划结束后的奖励是一顿丰盛的大餐，但回家后胃部疲劳导致腰伤复发，我深刻体会到了过度饮食会导致疼痛。

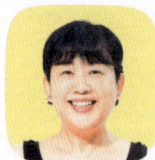

田上淳子女士（56 岁，身高 157 厘米）

让身体变得柔软就能成功减重！还改善了更年期不适症状

这几年，身边有人因疾病去世，促使我开始重新审视自己的健康状况，于是我参加了这个课程计划。两个月后，我在更年期常见的出汗、头晕等症状消失了，哮喘症状也有所缓解，但是体重没有变化。对此，矢上老师说："田上女士属于粗壮型身材。如果以身体柔软度为目标，就可以成功减重。"因此，我不再过于关注体重的增减，而是专注于柔软度，自然而然地减掉了一些体重——成功减重 3.6 千克！现在我能穿上之前穿不了的裙子，真是收获满满。我希望能一直坚持进行自我身体疗愈练习。

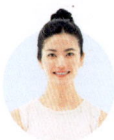

像田上这样肌肉发达的人一旦减重，就可能会损失健康的肌肉，基础代谢率和体力也会下降。因此我选择了温和的放松方法，这样就可以只对多余的脂肪产生去除效果。

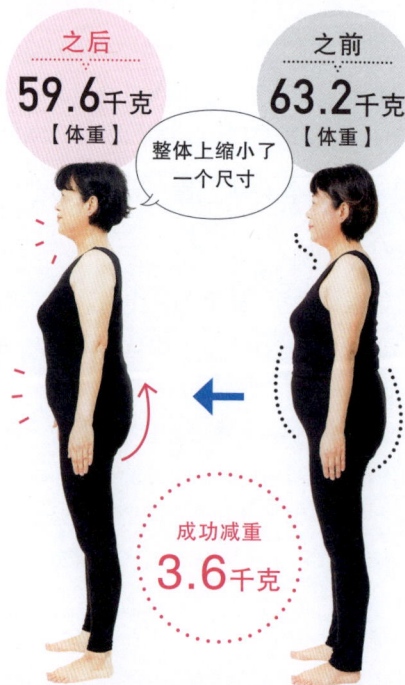

之后
59.6千克
【体重】

之前
63.2千克
【体重】

整体上缩小了一个尺寸

成功减重
3.6千克

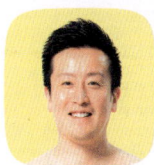

中野皓太先生（37岁，身高174厘米）

腰围减小了16.5厘米！颈椎间盘突出症所引起的疼痛也减轻了

经过进行自我身体疗愈练习，我一年比一年臃肿的肚子发生了惊人的变化。我的体重减少了4.1千克，腰围减小了16.5厘米。值得一提的是，几年来，我一直受颈椎间盘突出症困扰，右侧肩胛骨附近的疼痛非常剧烈，我定期接受神经封闭治疗。经过这段时期的练习，我的疼痛的确减轻了！慢性腰痛和坐骨神经痛也得到了惊人的缓解。

虽然报名参加课程计划是为了减肥，但我发现即使不依赖医院，也能在某种程度上靠自己的力量解决问题，这让我很感动。课程结束后，女儿对我说："爸爸，你瘦了！"听到这样的赞美，我感到非常高兴。为了未来能和女儿一起外出，为了不成为一个臃肿的爸爸，我决心继续进行自我身体疗愈练习。

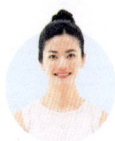

中野先生的腹部赘肉是由颈椎曲度变直、驼背和骨盆后倾所致。改善这些问题的结果是，他的腹部变得紧致，并且通过改善姿势缓解了肩胛骨附近的疼痛。

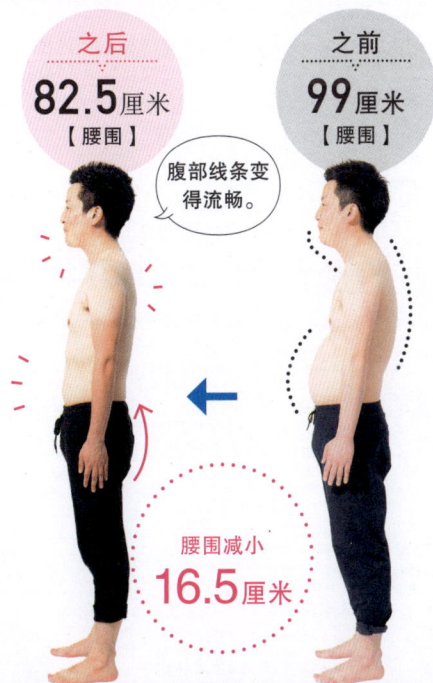

之后
82.5厘米
【腰围】

之前
99厘米
【腰围】

腹部线条变得流畅。

腰围减小
16.5厘米

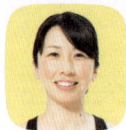

作田美奈子女士（39 岁，身高 157 厘米）

腰围减小了14厘米！恢复到孕前体形

为改善产后肥胖和坐骨神经痛，我参加了这个课程计划。由于难产，我经历了经阴道分娩和剖宫产。结果，我的腹部周围变得僵硬，常常便秘。此外，我还患上了坐骨神经痛，导致我在旅行中或在电影院里无法长时间坐着，这给我的生活带来了很大的困扰。通过自我身体疗愈的方法，我成功软化了骨盆区域，体重减轻了 3.5 千克，腰围也显著减小，恢复到了孕前的体形。同时，我的坐骨神经痛和便秘也得到了缓解，经前期综合征的发生次数也减少了。自我身体疗愈的方法让我感到非常可靠，我打算继续坚持下去。

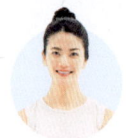

作田女士在妊娠后右侧骨盆向上倾斜，长时间驾驶或坐着工作时，她的左侧坐骨神经受到了压迫，导致疼痛。我们建议她在右侧臀部下垫一块约 1 厘米厚的垫子后，她的情况得到了显著改善。

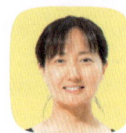

伊藤富美女士（化名，45 岁，身高 157 厘米）

睡眠改善，生理痛和经前期综合征也减轻了

我已经受经前期综合征和生理不适困扰了 20 年。每到排卵期，我的身体和心情都会变得沉重，严重时甚至要请假 3～4 天，卧床休息。开始进行自我身体疗愈练习后，我的体重在三个月内减轻了 2.7 千克（撰写这篇体验记录时，已经累计减重 8 千克），经前期综合征和生理痛也得到了显著缓解，不再需要因疼痛而请假。由于可以整晚安睡，我的日常生活质量也得到了极大提升。休息日里，我能够轻松完成家务，并有更多时间陪伴孩子。我打算继续坚持进行自我身体疗愈练习，因为它彻底改变了我的生活。

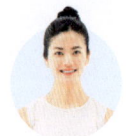

伊藤女士通过调整骨盆，纠正了骶髂关节的歪斜，从而改善了经前期综合征，并成功达到了正常体重。她不仅摆脱了多年的困扰，还重新找回了平静健康的日常生活。

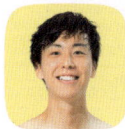

兵藤英祐先生（27 岁，身高 182 厘米）

感受着以良好的身体状态度过每一天

因为原本就属于易瘦体质，我决定通过自我身体疗愈改善身体不适。我一直受自主神经失调引起的不适困扰，但通过自我身体疗愈的练习，我能够很快入睡，每天都感觉"状态很好"。我的便秘问题也得到了改善，肩膀和手臂的肌肉变得更加结实，甚至有人夸我"体形变好了"。此外，我的驼背和颈部前倾问题也得到了改善，现在，我甚至可以轻松完成以前做不到的打开双腿前屈动作。我希望将自我身体疗愈作为一种日常保健的方法，持续进行下去。

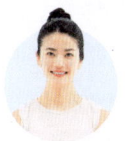

兵藤先生的姿势发生了明显变化。随着年龄的增长，人们维持姿势的肌肉力量会逐渐下降，但兵藤先生通过自我身体疗愈练习恢复了肌肉力量。结果，他的体形得到了改善，恢复了以前的强健体魄。

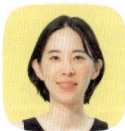

金泽佑香女士（39 岁，身高 165 厘米）

从肠胃虚弱造成的低体重到体重增加

在这个课程计划中，我看到了"招募想增重的人"这一信息，于是决定参加。我的体重一直是 38 千克，在健康检查中被判定为"低体重"。由于胃肠功能较弱，并且患有胃食管反流病和肠易激综合征，我的饮食受限，体重不断下降。然而，三个月后，我的胃肠问题发作次数减少，体重逐渐增加了约 3 千克。我并没有勉强自己吃东西，而是通过调整身体状况，恢复了自己的体重。我深刻体会到，首先要调整身体，使其放松，这是增重的关键。非常感谢自我身体疗愈的方法！

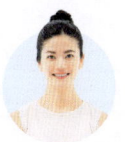

金泽女士曾经为了摄入更多营养而过度使用胃肠，导致胃肠疲惫，体重下降。通过"间隔进食，让胃肠休息"的方法，她成功摆脱了这种恶性循环，并实现了体重的增加。

后记

　　我曾经在伦敦，身心俱疲，处于人生的低谷。有一天，我突然想起了自我身体疗愈的练习方法，决定试一试。我闭上眼睛，跪坐在地上，双膝分开，额头贴地，双手按摩腹部。那一刻，我意识到自己的身体如此紧张、冰冷和僵硬。通过这不到一分钟的简单动作，我那长时间向外的意识第一次转向了内心。这次体验让我意识到，我必须倾听自己身体和心灵的声音，并开始与自己对话，从而采取行动。以此为契机，我的生活逐渐发生了一些改善。

　　当然，自我身体疗愈的方法有其特定的流程，要真正实践，需要花时间。然而，即使只是停下手头的工作，花一到三分钟深呼吸，并放松疲惫的部位，也能让你一直辛勤工作的身体感到愉悦。这些小小的改变，会对你的内心世界产生影响，最终会影响到外部世界。我真心希望这个方法能成为大家生活的一部分，帮助你们度过平静幸福的每一天。

　　感谢所有参与课程计划的朋友们。你们在继续工作和育儿的同时，改变了生活与饮食习惯，腾出时间和空间，将自我身体疗愈和健康饮食融入日常生活，这并非易事。你们中没有一个人放弃，凭借着兴趣和好奇心，坚持不懈地观察自己，最终都取得了令人惊叹的成果。非常感谢你们在这三个月里的陪伴！

　　最后，感谢今年过70岁生日的父亲。我最近深刻体会到"生命是有限的"。正因为如此，我越发珍惜与家人在一起的时光，感受到无比幸福。父亲用半个世纪积累的方法，帮助人们身心健康地生活，我希望在剩下的时间里，尽可能多地向他学习。我将把自己的心愿与父亲的心愿结合起来，将自我身体疗愈带给需要的人，继续努力前行。

矢上真理惠

2023 年 11 月